RECHERCHES

SUR

LES EAUX MINÉRALES DES PYRÉNÉES,

Par JEAN-PIERRE-AMÉDÉE FONTAN, d'Izaourt
(Hautes-Pyrénées),

DOCTEUR EN MÉDECINE,

ncié en Droit, Membre honoraire de la Société de Jurisprudence de Toulouse, Bachelier ès lettres, achelier ès sciences, ancien Interne en Médecine et en Chirurgie des hôpitaux de Paris, ancien Élève e l'École pratique.

Ceux qui disent que les eaux minérales sont bonnes à tout sont aussi éloignés de la vérité que ceux qui disent qu'elles ne sont bonnes à rien.

Je crois qu'elles peuvent rendre de grands services, si l'on sait les employer avec discernement et à propos.

PARIS.

CROCHARD, LIBRAIRE,

PLACE DE L'ÉCOLE-DE-MÉDECINE, 13.

1838

RECHERCHES

SUR

LES EAUX MINÉRALES DES PYRÉNÉES,

Par JEAN-PIERRE-AMÉDÉE FONTAN, d'Izaourt
(Hautes-Pyrénées),

DOCTEUR EN MÉDECINE,

Licencié en Droit, Membre honoraire de la Société de Jurisprudence de Toulouse, Bachelier ès lettres, Bachelier ès sciences, ancien Interne en Médecine et en Chirurgie des hôpitaux de Paris, ancien Élève de l'École pratique.

Ceux qui disent que les eaux minérales sont bonnes à tout sont aussi éloignés de la vérité que ceux qui disent qu'elles ne sont bonnes à rien.

Je crois qu'elles peuvent rendre de grands services, si l'on sait les employer avec discernement et à propos.

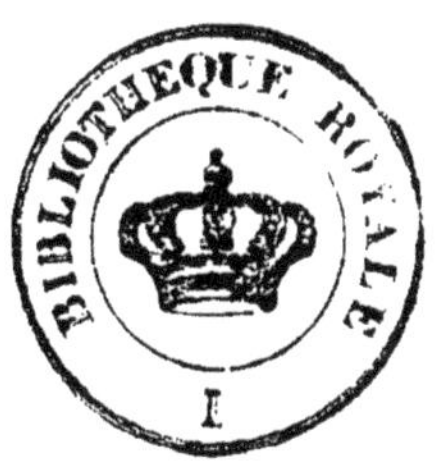

PARIS.

CROCHARD, LIBRAIRE,

PLACE DE L'ÉCOLE-DE-MÉDECINE, 13.

—

1838

SE TROUVE A BAGNÈRES-DE-LUCHON,

chez l'Auteur.

Paris. — Typographie de Rignoux, rue des Francs-Bourgeois-Saint-Michel. 8.

A LA MÉMOIRE

DU PLUS HONNÊTE HOMME QUE J'AIE JAMAIS CONNU :

A LA MÉMOIRE DE MON PÈRE.

A MA MÈRE.

Ce mot dit tout pour moi.

A MES FRÈRES ET SOEURS.

Amitié.

A MESSIEURS

J. CLOQUET, LOUIS, ORFILA, ROSTAN,

MES MAITRES.

Reconnaissance.

A M. BARRUEL,

Chef des Travaux chimiques de la Faculté de Médecine de Paris, Chevalier de la Légion d'honneur, Membre de l'Académie royale de Médecine, etc.

Je vous offre ce premier essai d'un travail qui a été fait en partie sous vos yeux, et qui doit tout son mérite aux conseils que vous avez bien voulu me donner. Veuillez en accepter l'hommage comme une faible marque de ma reconnaissance et de mon affection.

Je prie MM. Arago, Richard, Pelouse et Viguerie, d'agréer mes remercîments pour les encouragements et les avis qu'ils ont bien voulu me donner.

J'ai puisé des conseils pour mes recherches microscopiques auprès des hommes les plus habiles dans cette partie, et j'en remercie MM. Raspail, Dujardin et Donné.

Je suis heureux de pouvoir exprimer à MM. Gauthier d'Hauteserve, Lasserre, Soubies, Jallon, E. Costallat, Boileau, Paillasson et Azémar, combien j'ai été sensible à l'empressement qu'ils ont mis à me faciliter les moyens de poursuivre mes recherches, et à la coopération qu'ils ont bien voulu y prendre.

J'ai employé pour ces recherches l'excellent microscope de MM. Georges Hauberhauzer et Trécourt; je le recommande comme un des plus exacts.

J'ai pris les températures des sources avec des thermomètres gradués sur tige de MM. Colardeau et Leydecker, justement renommés pour la confection de ces instruments.

PRÉFACE.

La première fois que je lus l'ouvrage d'Anglada sur les eaux minérales, il me sembla qu'un voile tombait de devant mes yeux ; je conçus dès lors la pensée de faire, pour le reste de la chaîne des Pyrénées, ce qu'il avait exécuté pour le département des Pyrénées-Orientales.

Cette tâche eût été au-dessus de mes forces, si j'eusse dû l'accomplir seul; mais M. Barruel voulut bien me promettre ses conseils, et m'offrir son laboratoire, dans lequel j'avais déjà travaillé quelques années auparavant.

Je partis bientôt pour les Pyrénées, et mes recherches, commencées le 25 juillet 1835, n'ont pas été interrompues jusqu'à ce jour. J'ai analysé les principales sources du département de l'Arriége, de la Haute-Garonne, des Hautes et des Basses-Pyrénées.

J'espérais donner cette année le résultat complet de ces recherches ; mais forcé, par des circonstances imprévues, de revenir de suite dans les Pyrénées, je jette à la hâte quelques faits généraux dans cette Thèse pour servir d'introduction à mes analyses.

Après avoir étudié les propriétés chimiques des eaux, je vais m'occuper de leurs propriétés thérapeutiques; mais j'ai cru devoir commencer par les premières.

Si quelquefois je me suis vu forcé d'attaquer les opinions de ceux qui m'ont précédé, c'est lorsque j'ai pensé qu'elles étaient en opposition directe avec les faits, et qu'elles pouvaient compromettre l'avancement de la science.

Personne plus que moi n'admire les travaux d'Anglàda, de MM. Longchamp, Henry, etc.; mais c'est à cause de l'estime que j'ai pour ces auteurs que je n'ai pas dû passer sous silence ce que je croyais des erreurs.

RECHERCHES

SUR

LES EAUX MINÉRALES DES PYRÉNÉES.

EXPOSITION.

Les Pyrénées, situées entre les 42°, 26′ et les 43°, 23′, latitude N., s'étendent, dans une direction presque parallèle à l'équateur, du cap de Creus, près du golfe de Rose, jusqu'à la pointe du Figuier, près de Fontarabie, entre 0°, 45′ E. et 5°, 05′ O. du méridien de Paris.

L'extrémité orientale est de 1° environ plus au S. que l'extrémité occidentale, ce qui influe notablement sur la température de ces deux points de la chaîne ; car, tandis que l'olivier fructifie dans le Roussillon, à peine peut-il exister comme objet de curiosité à Bayonne.

Le faîte de la chaîne forme les limites naturelles de la France et de l'Espagne, quoique les limites politiques n'aient pas toujours été établies sur celles tracées par la nature.

La vallée de la Garonne, dont la partie supérieure porte le nom de vallée d'Aran et fait partie de la Catalogne, sépare les Pyrénées en partie orientale et en partie occidentale.

Ces deux portions de la chaîne, quoique parallèles, ne sont pas situées sur le même plan : la partie orientale est plus avancée vers nord de 30,000 mètres, environ, que la partie occidentale, et elle joint à celle-ci par un chaînon perpendiculaire à l'axe de la chaîne, sa aucune interruption; c'est de ce chaînon que partent les sources pri cipales de la Garonne.

L'élévation de la chaîne des Pyrénées se fait d'une manière brusq dans le Roussillon, où le Canigou atteint 1,430 toises; elle dimin bientôt après, et se maintient à la hauteur de 1,100 toises, jusqu'à vallée de l'Arriége; de là, elle gagne 1,200 toises environ, jusqu'à la va lée de la Garonne, où elle diminue un peu. Au delà elle atteint tout coup le maximum d'élévation *à la Maladeta*, dont le sommet s'élè à 1,787 toises, ou 10,722 pieds. La hauteur de la chaîne des Pyréné se soutient à une grande élévation dans tout le département des Haute Pyrénées, jusqu'à la vallée d'Ossau, d'où elle va en diminuant peu peu jusqu'à l'Océan.

Il est digne de remarque que la partie la plus élevée des Pyréné se trouve située au centre même de la chaîne, et cette observation m rite d'autant plus d'attention, pour le sujet dont je m'occupe, qu existe un rapport direct entre la hauteur des pics des roches prim tives et la quantité du principe sulfureux qui se trouve dans les eau thermales des Pyrénées, comme nous le prouverons plus loin.

On distingue dans les Pyrénées, comme dans toutes les grand chaînes de montagnes, un axe central de terrain primordial, form en grande partie de granit et de ses dérivés, de schiste micacé et c calcaire primitif, sur lesquels reposent le terrain de transition et le te rain secondaire.

Le terrain granitique n'existe pas dans toute la longueur de la chaîn on n'en trouve plus aucune trace à l'ouest de la vallée d'Ossau, ainsi manque dans la vallée d'Aspe et au delà. C'est aussi à partir de c point que toute thermalité cesse dans les eaux minérales des Pyr nées; les eaux de Cambo, de Saint-Christau, etc., n'offrent plus d'él vation de température, quoiqu'elles présentent encore des traces d principe sulfureux.

Les vallées augmentent d'étendue à mesure qu'elles s'éloignent des deux mers; celles qui sont situées au centre de la chaîne, telles que les vallées de la Garonne, de la Neste, sont les plus considérables. Les vallées du Teich et du Bastan sont des plus petites. Cette loi ne s'étend qu'aux vallées perpendiculaires à la chaîne.

Il semble que la nature ait, pour ainsi dire, concentré tous ses efforts dans la partie centrale des Pyrénées, comme le témoignent la hauteur des montagnes et l'étendue des vallées. Nous constaterons ailleurs qu'elle a suivi la même marche dans la formation des eaux minérales.

Toutes les eaux thermales sulfureuses des Pyrénées jaillissent dans le terrain primitif, et, quelquefois, à la limite de ce terrain et de celui de transition.

Tantôt elles s'échappent du granit, comme on le voit aux eaux Chaudes, aux eaux de Cauterets, Ax, Mérens et Vernet; tantôt elles sortent du schiste micacé, comme à Bagnères-de-Luchon, à Saint-Sauveur; tantôt du calcaire primitif, comme à Bonnes; tantôt enfin d'un calcaire mêlé de schiste et superposé au granit, comme à Barèges.

La nature des terrains dans lesquels passent et jaillissent ces eaux apportent quelques légères modifications dans leur constitution; c'est ainsi que nous verrons les eaux Bonnes et une source des eaux Chaudes qui sortent du calcaire contenir une plus grande quantité de chaux que celles du reste de la chaîne.

Les sources qui ne sont pas sulfureuses, qu'elles soient ou non thermales, sortent des terrains secondaires et de transition; nous en trouvons dans le calcaire de transition à Ussat, dans le calcaire schisteux et le schiste argileux de transition, à Bagnères-de-Bigorre, dans le calcaire secondaire, à Audinat, etc.

Nature des sources des Pyrénées.

Les sources des Pyrénées peuvent être rangées en quatre grandes séries :

1° Les sources sulfureuses;

2° Les sources ferrugineuses;

3° Les sources salines;

4° Les sources salées ou chlorurées.

Je n'ai trouvé aucune source qui contînt assez d'acide carbonique libre pour pouvoir être considérée comme gazeuse. C'est par méprise que des chimistes, qui avaient pris du gaz azote pour de l'acide carbonique, avaient indiqué certaines sources comme devant être rangées parmi les acidules. C'est ainsi que les eaux de Bagnères-de-Bigorre et d'Audinat avaient été considérées comme dégageant une grande quantité d'acide carbonique, tandis que les neuf dixièmes du gaz qui se dégage de ces sources, soit spontanément, soit par l'ébullition, sont de l'azote.

Situation des sources.

Les sources que j'ai visitées sont situées dans quatre départements qui sont, en allant de l'est à l'ouest, l'Arriége, la Haute-Garonne, les Hautes et les Basses-Pyrénées.

Ces sources, situées dans vingt-deux communes, sont au nombre de plus de cent vingt, comme l'indique le tableau suivant. (*Voyez* Tableau n° 1.)

CHAPITRE PREMIER.

DES SOURCES SULFUREUSES.

Les sources sulfureuses que j'ai eu l'occasion d'observer dans les Pyrénées peuvent se diviser en deux groupes bien distincts. Les sources sulfureuses *naturelles* et les sources sulfureuses *accidentelles*.

Je préfère cette division à celle qui sépare les sources en froides et en chaudes, car cette dernière division a le tort de séparer des sources qui ont une composition identique : ainsi, à Bonnes, il existe deux sources, dont l'une a 33°, 50' centigrades, et l'autre 11° centigrades. D'après cette classification, on devrait les placer dans deux groupes distincts ; cependant leur composition est identique. La source de La Bassère devrait être éloignée des sources de Barèges et rapprochée de celles d'Enghien, tandis qu'elle a une composition analogue aux premières, et qu'elle diffère complétement des dernières; d'un autre côté, il faudrait grouper la source Pinac, de Bagnères-de-Bigorre, avec les eaux chaudes qui ont à peu près la même température, tandis qu'elles ont une constitution tout à fait différente.

SECTION PREMIÈRE.

DES SOURCES SULFUREUSES NATURELLES.

Les sources sulfureuses naturelles présentent le caractère sulfureux dans tous les points de leur cours; elles ne peuvent que perdre ce caractère et non l'acquérir; tandis que je démontrerai plus loin que celles que je nomme sulfureuses accidentelles sont primitivement de nature saline, et n'acquièrent le caractère sulfureux que par leur passage à travers des substances organiques en décomposition.

La presque totalité des eaux sulfureuses des Pyrénées doivent être rangées dans la première catégorie. Deux ou trois seulement appartiennent à la seconde.

Les sources sulfureuses naturelles sont très-nombreuses dans les Pyrénées; j'en ai examiné plus de soixante, dont la température varie de 10° à 75°, 70′ centigrades.

1° La plupart sont limpides, incolores, et conservent indéfiniment toute leur transparence; d'autres sont colorées en jaune verdâtre, au moment où elles sortent de la roche, et finissent par devenir louches ou laiteuses par leur exposition à l'air; elles prennent même, dans certaines localités, une apparence bleuâtre. D'autres limpides, incolores à leur sortie de terre, acquièrent, en séjournant dans des réservoirs où on les accumule pour le service des bains, une couleur jaune verdâtre, comme celles que nous avons citées plus haut, et, comme elles, deviennent blanchâtres dans la baignoire. Ce phénomène nous donnera la clef de la couleur des premières, et nous fera mieux apprécier la nature du principe sulfureux.

2° Toutes ont une odeur spéciale d'œufs récemment cuits, quand elles sont peu sulfureuses; mais d'œufs couvis, quand elles sont très-sulfureuses et très-chaudes, comme à Bagnères-de-Luchon et à Barèges.

3° Toutes dégagent spontanément du gaz quand elles sont bien disposées, c'est-à-dire, quand elles sourdent de bas en haut.

4° Toutes, quand on les fait bouillir, dégagent aussi une certaine quantité de gaz, quelle que soit la manière dont elles sortent de terre.

Mais si, avant de les faire bouillir, on les traite par un sel de plomb, ou par un sel d'argent ou de cuivre, elles dégagent ensuite, par l'ébullition, une plus grande quantité de gaz, dont la nature diffère en partie de celle du premier.

5° Toutes contiennent une substance organique azotée, qui se retrouve dans le résidu de l'évaporation, et qui dégage, par la calcination, un produit ammoniacal qui ramène au bleu le papier de tournesol rougi par un acide.

6° La plupart laissent apercevoir, sur leur passage, deux substances azotées, dont l'une est organisée, mais dont l'autre n'offre aucune trace apparente d'organisation.

Ces deux substances, quand on les calcine, répandent des vapeurs ammoniacales. Nous verrons que l'une d'elles peut être considérée comme un dépôt de la substance qui est en dissolution dans les eaux, tandis que l'autre est une vraie substance confervoïde, dont j'ai étudié et fait connaître l'organisation, les habitudes et les divers modes d'arrangement.

(*Séances de l'Institut, du* 29 *mai, du* *juillet* 1837, *et du* 12 *mai* 1838.)

§ Ier

DE L'ACTION DES RÉACTIFS.

L'action des réactifs sur ces eaux est à peu près la même dans toutes; cependant l'action de quelques-uns varie suivant que les eaux sont incolores ou qu'elles sont colorées en jaune verdâtre.

1° L'air exerce sur les eaux sulfureuses une action variable, aussi, suivant qu'il l'exerce sur des eaux limpides, incolores, ou sur des eaux colorées en jaune verdâtre, les premières perdent tout leur principe sulfureux sans éprouver d'altération dans leur transparence; les autres, au contraire, prennent une couleur blanchâtre, tantôt laiteuse, tantôt ayant une apparence bleuâtre; d'autres se colorent en jaune verdâtre, quand l'action de l'air s'exerce sur elles dans un espace limité, et deviennent, quand elles passent à l'air libre, blanchâtres ou bleuâtres : ce trouble arrive d'autant plus vite qu'elles tombent en cascade plus élevée, et qu'elles sont plus fortement brassées pour en opérer le refroidissement.

2° Les acides nitrique, chlorhydrique, sulfurique, avivent l'odeur sulfureuse et dégagent, quand les eaux sont très-chargées de principe sulfureux, quelques bulles du gaz, sans troubler leur transparence, si les eaux sont incolores; tandis qu'ils rendent subitement louches toutes les eaux qui sont naturellement jaunes verdâtres ou qui le sont devenues, en séjournant dans les réservoirs.

3° L'ammoniaque, la potasse et la soude, n'y produisent pas d'effet appréciable, même après plusieurs heures de contact; cependant, la potasse et la soude ont produit un léger trouble dans les eaux Bonnes et les eaux Chaudes, ce qui n'est pas étonnant, car elles contiennent une certaine quantité de sels calcaires.

Quand les eaux jaunes verdâtres sont devenues louches par l'action de l'air, l'on rétablit leur transparence, dans un temps assez court, en les traitant par l'ammoniaque; on peut produire le même effet par la chaleur. Dans les deux cas, il se forme un dépôt blanchâtre à peine appréciable.

4° L'eau de chaux ne produit rien d'abord sur les eaux (c'est ce qui a causé l'erreur de M. Longchamp, qui a annoncé, dans un mémoire, qu'aucune eau sulfureuse des Pyrénées ne précipitait par l'eau de chaux); mais si l'on attend deux heures, et quelquefois plutôt, soit que l'on agisse à l'air libre, *soit que l'on agisse à vase clos,* la liqueur commence à se troubler peu à peu, et bientôt après, on voit se former de petits flocons blancs demi-transparents, qui nagent dans la liqueur, et ne se déposent complétement qu'après douze ou vingt-quatre heures. Anglada a pris ce précipité pour du carbonate de chaux, d'où il a inféré que l'alcali était à l'état de carbonate dans les eaux sulfureuses; nous prouverons, ce qu'on n'a pas fait jusqu'ici, qu'il s'est évidemment trompé.

5° L'acide arsénieux liquide ne produit, tant qu'il est seul, aucun changement de couleur dans l'eau ; mais si l'on ajoute quelques gouttes d'un acide, la liqueur prend aussitôt une teinte jaune, et bientôt après on voit se former un précipité floconneux jaune serin, qui flotte longtemps dans la liqueur. Anglada en a conclu que les eaux ne tenaient en dissolution aucune trace d'acide hydro-sulfurique; je crois qu'il s'est encore trompé.

6° Le nitrate de plomb forme un précipité brun, qui varie du noir au gris clair.

7° Le nitrate d'argent produit un précipité olivâtre, qui peut être plus ou moins gris ; l'addition d'ammoniaque diminue notablement sa quantité, mais rend celui qui reste plus foncé.

8° Le chlorure de baryum forme un léger trouble dans les eaux, et la transparence de la liqueur n'est pas rétablie par l'addition d'acide nitrique.

9° L'oxalate d'ammoniaque n'a porté de trouble que dans les eaux Bonnes et dans les eaux Chaudes.

10° La noix de galle et le prussiate de potasse n'ont rien produit.

11° Le tournesol n'éprouve aucun changement.

12° Le sirop de violette est plus ou moins fortement verdi ; sous ce rapport, les eaux diffèrent beaucoup entre elles, car il est des localités où les eaux verdissent fortement ce sirop, comme à Bagnères-de-Luchon, Ax, Baréges ; tandis qu'il en est d'autres, comme celles des eaux Bonnes, des eaux Chaudes, Mahourat et la Rallière à Cauterets, qui le verdissent à peine.

Cette circonstance n'est pas indifférente, car j'ai remarqué que, toutes choses égales d'ailleurs, les eaux *étaient supportées d'autant plus facilement en boisson, qu'elles avaient une réaction moins alcaline.*

13° Le tournesol, rougi par un acide, est ramené au bleu plus ou moins promptement, avec des différences notables comme pour le sirop de violette.

14° Si l'on fait bouillir l'eau à vase clos, elle précipite encore en brun par les sels de plomb ; mais le précipité n'est pas tout à fait aussi abondant qu'avant l'ébullition.

15° Si l'on la fait bouillir à l'air libre, les sels de plomb ne précipitent plus l'eau en noir, mais en blanc.

16° Après l'ébullition à l'air libre, les sels d'argent précipitent d'abord en blanc ; ce précipité, qui devient violet par son exposition à la lumière, est insoluble dans l'acide nitrique ; mais il est complétement soluble dans l'ammoniaque.

17° Si l'on fait bouillir l'eau à vase clos, et que l'on dirige les gaz qui s'échappent dans un flacon contenant une dissolution de sel de plomb, la solution est bientôt colorée en noir ; mais en prolongeant l'ébullition l'action semble s'arrêter ; si alors on ajoute, par un tube en S, un acide dans l'eau en ébullition, il se produit une vive effervescence, et la coloration du sel de plomb devient beaucoup plus intense ; il se forme aussitôt un précipité noir abondant.

18° Si l'on fait la même expérience, et qu'au lieu d'une solution de plomb, on mette dans le flacon qui reçoit les gaz une solution de chaux, de baryte, la liqueur ne se trouble pas quand on se contente de faire bouillir ; mais, si par un tube en S, on ajoute de l'acide sulfurique dans l'eau bouillante, il se produit aussitôt une vive effervescence, et il se forme un précipité blanc pulvérulent qui est soluble, avec effervescence, dans les acides.

Nous rechercherons plus loin quelle est la nature de ce précipité et du gaz qui s'est dégagé, par l'addition d'un acide, de l'eau sulfureuse en ébullition.

19° Quand on évapore à siccité une certaine quantité d'eau sulfureuse, dix à quinze litres par exemple, pour que le résidu soit assez abondant; ce résidu, traité par l'eau distillée, se sépare en deux portions inégales en poids.

L'alcool concentré n'enlève à ce résidu, après qu'il a été bien desséché, que des traces à peine appréciables de chlorure de sodium et de substance organique azotée; nous ne tiendrons pas compte de son action.

20° La portion de ce résidu, soluble dans l'eau, desséchée, devient d'abord brunâtre, répand des vapeurs empyreumatiques, ammoniacales, qui ramènent au bleu le papier de tournesol rougi par un acide, et ont une odeur de corne brûlée. Quand la calcination est complète, le résidu a repris l'aspect blanchâtre qu'il avait auparavant.

21° Quand on traite ce résidu par l'acide acétique, il se produit une vive effervescence, et la liqueur prend une consistance gélatineuse; si l'on dessèche environ à 300°, et que l'on traite le résidu par l'eau distillée, une partie seulement se dissout, et l'on remarque au fond du vase une substance pulvérulente demi-transparente, floconneuse, insoluble dans les acides, soluble, au contraire, dans les alcalis concentrés à l'aide de la chaleur. Cette substance desséchée a un toucher très-doux et presque onctueux; c'est de la silice. Je ferai remarquer à cette occasion, que beaucoup d'auteurs décrivent la silice comme étant *rude au toucher*; je l'ai, au contraire, toujours obtenue avec un toucher très-doux.

22° La liqueur traitée par le nitrate d'argent donne un précipité blanc caillebotté, devenant violacé par l'exposition à la lumière; ce précipité, insoluble dans l'acide nitrique, est soluble dans l'ammoniaque.

23° Après avoir enlevé par l'acide hydrochlorique l'excès de nitrate d'argent, on traite la liqueur par le chlorure de baryum, qui y forme un précipité blanc, pulvérulent, insoluble dans les acides nitrique et hydrochlorique; soluble en très-petite quantité dans l'acide sulfurique concentré, bouillant.

24° Après avoir enlevé l'excès de baryte par l'acide sulfurique, on évapore la liqueur à siccité dans une capsule de verre, pour chasser l'excès d'acide nitrique et hydrochlorique; on calcine ensuite, à la chaleur blanche, dans un creuset de platine; et pour être bien certain de chasser l'acide sulfurique en excès, on ajoute dans le creuset, qu'on ferme d'abord et qu'on ouvre après quelque temps, du carbonate d'ammoniaque qui enlève l'acide sulfurique en excès à l'état de sulfate d'ammoniaque, qui se décompose à son tour. On traite le résidu par l'eau distillée, qui le dissout complétement. Cette liqueur, livrée à une évaporation spontanée, laisse déposer de beaux cristaux allongés, prismatiques, à quatre pans, terminés par des sommets dièdres. Ces cristaux, formés évidemment de sulfate de soude, ont été dissous par l'addition d'eau distillée, et la solution réunie avec le reste de la liqueur.

25° Une portion de cette liqueur a été traitée par le chlorure de platine et additionné d'alcool; il ne s'est d'abord rien produit; mais la liqueur, livrée à une évaporisation spontanée, s'est colorée en se concentrant, et a ensuite laissé déposer un précipité grenu jaune serin, peu abondant, formé de chlorure double de platine et de potassium.

26° Une autre portion de la liqueur a été traitée en partie par l'eau de chaux, en partie par le phosphate de soude, qui n'ont rien produit. Cette absence d'action de l'eau de chaux et du phosphate de soude, dénote que les eaux minérales sulfureuses ne contiennent aucun sel de magnésie soluble.

27° La portion du résidu de l'évaporation de l'eau sulfureuse, insoluble dans l'eau distillée, a été chauffée après avoir été humectée d'acide chlorhydrique; on a laissé agir quelque temps cet acide, et l'on a traité par l'eau distillée; on a délayé la substance en la remuant avec une baguette, et l'on a chauffé le tout jusqu'à près de l'ébullition. On laisse reposer quelque temps et l'on filtre.

28° Le résidu, insoluble dans l'acide hydrochlorique, a été lavé, séché et calciné. Il se produit pendant la calcination des vapeurs empyreumatiques ammoniacales, qui ramènent au bleu le papier de tournesol rougi par un acide, et qui répandent une odeur de corne brûlée.

29° Le résidu de la calcination était doux et comme onctueux au toucher; bouilli dans l'eau aiguisée d'acide hydrochlorique, il n'a communiqué que deux cas à l'eau, la propriété d'être troublée (après la saturation de l'acide par l'ammoniaque) par l'oxalate d'ammoniaque.

30° La liqueur qui contient des substances insolubles dans l'eau et dissoutes par l'acide chlorhydrique, additionnée d'hydrochlorate d'ammoniaque, pour ne pas précipiter la magnésie, s'il en existe, a été traitée par un léger excès d'ammoniaque, qui y a produit un précipité floconneux, jaunâtre, tirant un peu sur le rouge, et qui, pour un œil exercé, était formé d'hydrate de sesqui-oxyde de fer mêlé d'un peu d'alumine. On a recueilli ce précipité sur un filtre (bien épuisé de substances solubles par l'acide chlorhydrique et des lavages à l'eau distillée), on l'a lavé avec de l'eau distillée et calcinée ensuite dans son filtre, après l'avoir desséché. Le résidu de la calcination était traité par l'acide chlorhydrique qui dissolvait la totalité, sauf quelques parcelles de silice résultant de la cendre du filtre. On filtrait la liqueur dans un filtre (toujours bien épuisé de substances solubles), on faisait bouillir et on traitait la liqueur bouillante par de petits fragments de potasse à l'alcool. D'abord celle-ci produisait, en se dissolvant, une effervescence spontanée, avec précipitation d'une substance blanche, jaunâtre, qui devenait rougeâtre par l'addition d'une nouvelle quantité de potasse.

Le précipité floconneux, rougeâtre, était recueilli sur un filtre (toujours bien lavé à l'acide) desséché et calciné; le résidu de la calcination traité par le cyanoferrure de potassium, après avoir été dissous dans l'acide chlorhydrique, produisait une belle couleur bleue avec un précipité de même couleur, qui démontrent d'une manière évidente la présence du fer.

31° La liqueur qui contenait en dissolution la potasse ajoutée, et la substance blanchâtre qui s'était précipitée avec le fer, et qui avait été redissoute par l'excès de potasse, a été traitée par l'acide hydrochlorique pour saturer la potasse et ensuite par l'ammoniaque, qui d'abord produisait une teinte louche dans la liqueur ; mais qui, après vingt-quatre heures de repos, déterminait un précipité blanc floconneux qui desséché (et examiné dans quelques cas) a produit, étant traité au chalumeaux par le nitrate de cobalt, une couleur bleu d'azur indiquant l'alumine.

32° La liqueur d'où l'on avait précipité le fer et l'alumine a été divisée en deux portions ; une d'elles, traitée par l'oxalate d'ammoniaque après la saturation de l'acide, a produit, dans tous les cas, un précipité qui, calciné et traité par l'acide hydrochlorique, se dissout avec effervescence ; cette solution évaporée à siccité, sans trop élever la chaleur reprise par l'eau distillée qui la dissout complétement, précipite en blanc par l'acide sulfurique ; ces différents caractères indiquent la présence de la chaux.

33° La liqueur d'où l'on a précipité la chaux est évaporée à siccité ; le résidu calciné et traité par l'acide sulfurique, a produit une vive effervescence. On calcine de nouveau pour chasser l'excès d'acide sulfurique ; le résidu se dissout complétement dans l'eau distillée. Cette solution est divisée en plusieurs portions ; une d'elles, traitée par l'eau de chaux, donne un précipité blanc floconneux demi-transparent ; une autre, traitée par le phosphate de soude, y détermine aussi un précipité analogue. Le résultat de ces deux expériences indique suffisamment la présence de la magnésie dans les substances insolubles à l'eau.

34° La portion de la liqueur, qui avait été traitée par l'eau de chaux, est traitée par le carbonate d'ammoniaque ; le précipité enlevé, la liqueur est évaporée à siccité, et le résidu calciné avec addition de carbonate d'ammoniaque, pour chasser l'excès d'acide sulfurique. Le résidu, traité par l'eau distillée, s'est complétement dissout. Cette solution, livrée à une évaporation spontanée, a laissé déposer de petits cristaux allongés, prismatiques, quadrangulaires, terminés par des sommets dièdres. Ces cristaux, formés de sulfate de soude, dénotent que cet alcali se trouve dans la portion insoluble du résidu de l'évaporation, à l'état de sursilicate.

Conséquences à déduire des observations et des expériences qui précèdent.

A. — Il résulte de ces expériences, que toutes les eaux sulfureuses des Pyrénées contiennent un principe sulfureux, qui a fait donner à ces eaux le nom qu'elles portent, comme nous le prouvent les observations et les expériences : 1, 2, 7, 8, 9, 11, 12, 13, 20 et 23.

Qu'une partie de ce principe se dégage par l'ébullition à vase clos, mais que la plus grande portion ne se détruit pas par cette expérience, tandis que l'ébullition à l'air libre le dénature complétement.

Quelle est la nature de ce principe sulfureux? A quel état se trouve-t-il? Ces deux questions seront traitées plus en détail, en étudiant la cause de la couleur jaune verdâtre de certaines de ces eaux, et leur trouble spontané au contact de l'air.

B. — Les expériences 13, 22 et 28 démontrent la présence du chlore de l'acide chlorhydrique ou de chlorures que les expériences 24 et 30 démontrent être du chlorure de sodium et peut-être de potassium.

C. — Les expériences 14 et 29 démontrent l'acide sulfurique ou des sulfates, mais les expériences 18, 19, 24 et 30 font admettre que ces sulfates sont des sulfates de soude; les expériences 9, 15 et 35 démontrent que, dans quelques cas rares, l'acide sulfurique est combiné à un peu de chaux.

D. — Les expériences 18, 19, 24, 30 et 40 démontrent la présence de la soude que les expériences 13, 14, 22, 28, 29 nous indiquent être, en partie, à l'état de sulfate et de chlorure. Mais comme les expériences 14, 24 et 27 peuvent faire admettre qu'une partie de cette soude est à l'état de carbonate, qu'il y a même des auteurs qui l'ont formellement soutenu, que d'autres, au contraire, ont admis qu'elle était à l'état caustique et que, pour ma part, je ne partage ni l'une ni l'autre de ces opinions; je traiterai cette question avec détail dans un paragraphe séparé.

E. — La potasse, quoique en très-petite quantité, se trouve dans toutes les eaux sulfureuses des Pyrénées. L'expérience 31 le démontre.

F. — La chaux ne se trouve que rarement et en très-petite quantité, à l'état de sulfate dans les eaux sulfureuses des Pyrénées; elle est, au contraire dans toutes, quoique en très-petite proportion, à l'état de carbonate ou de silicate, comme le démontrent les expériences 10, 27, 35, etc.

G. — La magnésie, malgré l'assertion de Poumiers, ne se rencontre dans nos eaux qu'à l'état de carbonate, encore n'est-ce qu'en très-petite quantité souvent impondérable.

H. — Le fer et l'alumine qui n'avaient pas encore été signalés dans les eaux sulfureuses des Pyrénées, si ce n'est par Anglada, qui a considéré le premier comme substance étrangère, dans les deux circonstances où il en a parlé, se rencontrent cependant toujours dans ces eaux, quoiqu'en très-petite quantité. Je les ai trouvés soit dans le résidu de l'évaporation, soit dans le précipité obtenu par l'eau de chaux.

I. — La silice se trouve dans les eaux sulfureuses en très-grande quantité; elle se rencontre dans le résidu de l'évaporation, soit dans la portion soluble dans l'eau, comme le prouve l'expérience 27, aussi bien que dans la portion insoluble. Dans le premier cas, elle est constituée à l'état de silicate basique de soude; et dans le second, à l'état de sur-silicate de soude et peut-être de chaux, de fer et d'alumine.

J. — Je ne fais pas mention de l'ammoniaque qui a été signalée par M. Longchamp, dans les eaux sulfureuses des Pyrénées, et que les expériences 5, 26 et 34 pourraient y faire supposer. Toutes les expériences que j'ai faites me font penser que les produits ammoniacaux que l'on pourrait signaler dans ces eaux, sont le résultat de la décomposition de la substance suivante :

K. — *Toutes les eaux sulfureuses naturelles* des Pyrénées contiennent en dissolution ou en suspension, mais non percevable à la vue simple, ni à la vue armée d'un microscope le plus fort, une substance azotée qui dégage, par la calcination du résidu, des vapeurs empyreumatiques, ammoniacales, qui ramènent au bleu le papier de tournesol rougi par un acide, et qui répandent une odeur ammoniacale. Cette substance, qui se trouve mêlée à tous les résidus, à tous les précipités, a reçu les divers noms de zoogène que lui a donné M. Gimbernat, de matière grasse que lui ont donné Bordeu père et fils, de substance bitumineuse, nom donné par plusieurs auteurs, de barégine par M. Longchamp, et de glairine, imposé par Anglada. Je ne chercherai point à lui donner un nom particulier, mais je la distinguerai de celle qui se voit sous forme de filaments blanchâtres sur le passage de la plupart des eaux sulfureuses.

L. — Dans la plupart des eaux sulfureuses, mais non pas dans toutes, on trouve une substance blanche, quand elle est à l'abri de la lumière directe, filamenteuse, douce au toucher, qui a été confondue, par la plupart des chimistes, avec la substance qui se trouve en dissolution dans les eaux, parce que, comme celle-ci, elle produit, par la calcination, des vapeurs ammoniacales empyreumatiques; mais je démontrerai qu'elle en diffère complétement, car la substance filamenteuse est une vraie substance organisée, ayant une structure déterminée, tandis que l'autre est seulement organique, azotée, sans existence propre.

M. — L'on trouve, en même temps que la substance filamenteuse précédente, une substance gélatineuse sans forme déterminée, sans aucune trace de structure organisée qui se dépose dans les canaux et dans les réservoirs où passe et séjourne l'eau. Cette substance se trouve quelquefois isolée, sans aucun rapport avec la substance blanche filamenteuse, et sans qu'il soit possible qu'elle soit le résultat de la décomposition de la première. Mais le plus souvent elle a des rapports intimes avec la substance blanche qui y adhère par une de ses extrémités, et qui semble avoir besoin de ce soutien pour exister, dans laquelle, même, elle semble prendre naissance.

Nous allons traiter, dans des sections séparées, les principales questions que nous n'avons fait qu'énoncer succinctement. Nous nous occuperons de l'état du principe sulfureux, de la soude et de sa manière d'être, des gaz qui se dégagent, soit spontanément, soit par l'ébullition; enfin, nous parlerons des substances azotées qui, sous diverses formes, se trouvent sur le passage des eaux sulfureuses ou dans les réservoirs où elles séjournent.

---

§ II.

NATURE DES GAZ QUE DÉGAGENT
LES SOURCES SULFUREUSES NATURELLES DES PYRÉNÉES.

Je me suis servi, pour recueillir ces gaz, du matras-cuvette indiqué par Anglada; mais comme, après quelques expériences, celui que j'avais fait établir à Paris se cassa, je le remplaçai par un instrument analogue fait avec plus de simplicité : je pris un ballon d'une capacité déterminée, j'ajustai un bouchon percé d'un trou à son ouverture, j'adaptais la douille d'un petit entonnoir à fond plat dans le trou fait dans le bouchon; je remplissais le ballon et l'entonnoir avec l'eau de la source dont je voulais recueillir le gaz; je plaçais au-dessus de la douille de l'entonnoir une éprouvette graduée, remplie d'eau bouillante, je portais à l'ébullition, en faisant chauffer peu à peu le ballon. Bientôt le gaz se dégageait, montait dans l'éprouvette, et l'eau de celle-ci se répandait dans l'entonnoir; quand je voyais qu'il n'y avait plus de dégagement, j'arrêtais l'ébullition, je transportais l'éprouvette encore toute chaude sur une cuve pneumatique improvisée, construite au moyen d'un grand vase de terre rempli d'eau saturée de sel marin, pour que l'acide carbonique, s'il en existait, ne fût pas absorbé; j'aurais bien désiré faire usage d'une cuve à mercure, mais, dans mes excursions, je faisais mes expériences en plein champ, auprès de la source même, et il m'eût été difficile de faire voyager avec moi une cuve à mercure. J'espère, plus tard, lorsque je serai établi près des eaux, apporter à mes expériences plus de précision, afin de lever tous les doutes que le défaut d'instruments exacts a pu laisser encore à mon travail. Je plaçais, dis-je, l'éprouvette encore toute chaude sur l'eau salée, et j'attendais le refroidissement des gaz. Alors je mesurais le volume en comptant les degrés marqués sur l'éprouvette, tenant compte de la pression atmosphérique et de la température des lieux dans lesquels je faisais mes opérations.

J'introduisais un bâton de phosphore dans l'éprouvette, il ne s'y produisait aucune vapeur. Je laissais le phosphore en contact avec le gaz pendant vingt-quatre heures. Dans aucun cas, je n'observais aucune diminution du volume du gaz que celle produite par les variations de pression et de température.

Je substituais au bâton de phosphore un fragment de potasse caustique humectée, porté au bout d'un fil de fer qui le tenait hors de l'eau ; je le laissais en contact avec le gaz pendant vingt-quatre heures. Quelquefois, il semblait qu'il y eût une légère diminution de gaz qui pouvait équivaloir au vingtième ou au trentième de son volume. Je répétais plusieurs fois l'expérience, tantôt en commençant par introduire la potasse, tantôt en commençant par introduire le phosphore, et j'obtenais constamment les mêmes résultats.

Le résidu du gaz était insipide, inodore, éteignait une bougie enflammée sans brûler lui-même; il ne précipitait pas par l'eau de chaux, soit avant, soit après les expériences.

Nous devons conclure de ces observations, que le gaz qui se dégage spontanément de l'eau par l'ébullition est de l'azote le plus souvent pur, quelquefois peut-être mêlé d'un peu d'acide sulfhydrique ou carbonique; mais comme nous prouverons plus loin que ce ne peut être de l'acide carbonique, nous devons admettre qu'il se dégage avec l'azote une certaine quantité d'acide sulfhydrique.

Le gaz qui se dégage spontanément des sources quand elles sont bien disposées, c'est-à-dire, quand elles jaillissent de bas en haut, traité de la même manière, s'est comporté comme le précédent, avec cette différence qu'il n'entraîne jamais d'acide sulfhydrique.

Mais si, en traitant l'eau simplement par l'ébullition, on n'obtient que de l'azote, il n'en est plus de même si, avant de faire bouillir l'eau pour en dégager le gaz, on traite cette eau par un sel de plomb ou d'argent : dans ce cas le volume du gaz est considérablement augmenté quelquefois du cinquième, d'autres fois d'un quart, et même d'un tiers en sus; alors, si l'on traite ce gaz, après le refroidissement, par un bâton de phosphore, il produit des vapeurs blanches dès qu'il est en contact avec le gaz ; et quand, après plusieurs heures, le gaz qui reste dans l'éprouvette, et dont le volume a été diminué de manière à être ramené à la quantité obtenue par l'ébullition simple, est traité par la potasse, il n'éprouve dans aucun cas de diminution : ce gaz ne trouble pas l'eau de chaux, il éteint une bougie enflammée, il se comporte, en un mot, comme de l'azote.

Il résulte de cette seconde expérience, que les eaux sulfureuses contiennent, indépendamment de l'azote qui se dégage par la simple ébullition, de l'*oxygène* en proportion variable, qui ne se montre que lorsque l'on a eu soin de détruire le principe sulfureux. Ce principe, dans le cas contraire, à l'aide de la chaleur, s'empare de l'oxygène, et se modifie dans sa constitution.

L'on voit, d'après ces résultats, que l'opinion d'Anglada, contrairement à celle M. de Longchamp, est complétement fondée sur ce point. Nous établirons plus loin que la portion du principe sulfureux qui se combine avec l'oxygène passe à l'état d'hyposulfite de soude.

---

§ III.

DU PRINCIPE SULFUREUX,

ET

PHÉNOMÈNES RÉSULTANT D'UNE MODIFICATION PARTICULIÈRE DE CE PRINCIPE.

Nous allons prouver que plusieurs phénomènes qui avaient été rangés dans diverses séries de faits doivent tous se rapporter à une modification spéciale du principe sulfureux des eaux : tels sont le blanchiment des eaux de Bagnères-de-Luchon, le bleuissement des eaux d'Ax, la lactescence des eaux de Cadéac, le louchissement des eaux de Molitch, etc.

I.

DU BLANCHIMENT DES EAUX DE BAGNÈRES-DE-LUCHON.

Campardon est le premier qui ait parlé, en 1763, dans un mémoire inséré dans le *Journal de médecine et de chirurgie*, de ce phénomène remarquable, en disant des deux sources blanches, qu'il désigne par les n°s 9 et 10, et « qui doivent, dit-il, leur nom à une substance blanche onctueuse qui les couvre et qui s'enlève facilement avec les doigts (il veut désigner la conferve que j'ai distinguée sous le nom de *sulfuraire*), qu'elles vont se rendre avec les blanches et la chaude de gauche dans la petite plaine située au-dessous, et comme elle se mêlent, ajoute-t-il, elles communiquent à celles-ci leurs propriétés. » Il veut sans doute dire la couleur blanche que prennent toutes ces eaux dans la fosse commune où elles vont se perdre.

Bayen, dans l'analyse remarquable qu'il fit des eaux de Luchon, en 1766, parle de ce phénomène avec des détails très-circonstanciés ; on peut presque dire que c'est lui qui l'a signalé le premier, et qui en a cherché l'explication.

Après avoir décrit toutes les circonstances du phénomène avec beaucoup de soin, Bayen s'exprime ainsi : « Je fus convaincu, d'après ces observations et ces expériences, que la couleur laiteuse que prennent ces eaux est principalement due au mélange de la source froide avec l'eau des sources minérales (1). » Bayen reconnut que le précipité qui se formait, quand l'eau, devenue laiteuse, s'était éclaircie « était formé de soufre, d'un peu de matière grasse et d'un peu de terre. » Il ajoute plus loin, après avoir parlé des filaments blancs soyeux que les eaux entraînent, et qu'on trouve sur les différents points de leur passage, filaments que je démontrerai être une véritable substance organisée confervoïde : « Il est évident que le dépôt qui se forme partout où passent les eaux n'est autre chose que cette matière qui la rend laiteuse, soit dans les baignoires, soit dans le fossé, soit dans les vases d'une certaine grandeur (2). Enfin Bayen termine ainsi ce qui a rapport aux eaux laiteuses : « Il est donc constant que la couleur laiteuse qui survient aux eaux de Luchon est l'effet produit par le mélange des deux eaux chargées de matières différentes qui agissent l'une sur l'autre, se décomposent et forment un nouveau sel qui reste en dissolution, tandis que le soufre et la terre nagent dans la liqueur jusqu'à ce que, par un long repos, ils gagnent le fond, et y forment un sédiment, ou qu'en roulant sur les pierres et dans les conduits de bois, ces petites molécules sulfureuses et terreuses s'y accrochent pour former le dépôt gélatineux et soyeux dont j'ai parlé (3). » Bayen, comme on le voit, confondait la couleur blanche ou laiteuse des eaux de Luchon, avec la formation des substances soyeuses blanches. Il croyait que dans le courant les molécules de soufre, de terre, et de matière grasse, se liaient les unes à la suite des autres, pour former ces filaments blancs ; tandis que, lorsque l'eau était en repos, ces molécules de soufre, de

---

(1) *Opuscules chimiques*, t. I, p. 31 et 32.

(2) Bayen, *Opuscules chimiques*, t. I, p. 40.

(3) Bayen, *Opuscules chimiques*, t. I, p. 144.

terre et de matière grasse, troublaient l'eau d'abord, et finissaient par se déposer en formant des sédiments.

Anglada, en mentionnant les eaux de Luchon, adopte, en parlant de ce phénomène, une explication analogue à celle de Bayen, sous le rapport de la cause; mais elle en diffère sous celui de la nature du dépôt. « Il arrive, dit-il, quelquefois que, dans une même localité, l'eau de deux sources conserve très-bien sa limpidité à l'air, tant que chacune d'elles reste isolée, tandis que, bientôt après qu'on les a mélangées, leur transparence disparaît, et l'aspect laiteux se prononce plus ou moins fortement. Les composés qui apparaissent dans ce cas sont évidemment les produits de certaines réactions qui se passent entre divers matériaux des deux liquides. C'est ce qu'avait remarqué Bayen, dans son analyse des eaux de Luchon, de la réaction des eaux de la Grotte et de la Reine avec celles de la source froide, et il avait vérifié que la précipitation observée tenait à ce que les premières de ces eaux contiennent un sous-carbonate alcalin, au lieu que la source froide entraîne une hydrochlorate terreux (1). »

M. Save, pharmacien distingué de Saint-Plancard, qui s'est occupé avec soin et talent des analyses des eaux minérales des Pyrénées, mais qui regardait, sans avoir assez justifié son opinion, les eaux de Luchon, comme minéralisées par l'acide hydrosulfurique libre en dissolution, attribue le blanchiment de l'eau à la décomposition de cet hydrogène sulfuré par l'action de l'air qui s'empare de son hydrogène et laisse précipiter le soufre (2).

Il y a quelque chose de vrai dans l'explication de M. Save : c'est la précipitation du soufre; mais il se trompe lorsqu'il prétend que les eaux de Bagnères-de-Luchon contiennent leur principe sulfureux à l'état d'acide hydrosulfurique libre.

M. Léon Marchand a cherché à poétiser ce phénomène : « Nous ne

---

(1) ANGLADA, 6e *Mémoire*, p. 179, à la note.

(2) *Annales de chimie.*

passerons pas sous silence, dit-il, un phénomène peut-être particulier aux eaux de Luchon : *par un temps orageux*, on voit passer à la couleur laiteuse un bain composé des sources de la Grotte supérieure et de la Reine, d'une part, et de l'autre, des sources froides et blanches. Ce changement s'opère dans l'*intervalle de deux heures ;* et par l'addition d'eau de la grotte supérieure, la transparence du bain est rétablie. *Dans tout autre état de l'atmosphère* ce phénomène n'a jamais lieu. »

M. Léon Marchand, qui ne paraît pas content de l'explication qu'on a donnée, ajoute dans un note au bas de la page : « Sans en dire davantage, nous pensons qu'il pourrait y avoir une intervention électrique dans ce phénomène, et qu'il serait facile de s'en assurer par le moyen d'une machine électrique ou galvanique. » (Léon Marchand, *Traité des eaux minérales,* p. **140**, à la note et au texte.)

M. Léon Marchand, comme on le voit, est très-logique dans son raisonnement : puisqu'il a fait intervenir un temps orageux, il devait faire jouer un rôle à l'électricité; malheureusement pour son opinion, elle est basée sur un défaut d'observation. L'orage ne joue aucun rôle dans la production de la couleur blanche des eaux de Luchon ; j'ai visité ces eaux pendant plusieurs années consécutives, je les ai examinées par un temps d'orage et par un temps très-serein, par un froid de 3°—0, vers la fin de novembre, et par une chaleur de 15 à 28° + 0, dans les mois de juillet, août et septembre, et constamment j'ai vu le phénomène se produire, non pas au bout de deux heures, comme il le dit, car alors personne ne verrait l'eau blanchir dans le bain, qui n'est au plus que d'une heure de durée, mais au bout d'une heure, de demi-heure, d'un quart d'heure, quelquefois quand elle tombe dans le bain, surtout si on la brasse pour la mêler à l'eau froide, comme on le fait souvent.

M. Bourdon, dans sa dernière édition du *Guide aux eaux minérales de France,* donne du blanchiment l'explication suivante : « L'eau de la Reine ou de la Grotte supérieure, quand on la mêle à beaucoup d'eau provenant de la source blanche ou de la froide, donne fréquemment un mélange trouble et louche ressemblant à l'effet immédiat de certains réactifs...*On la prendrait pour du lait virginal*... Il est probable, dit-il, que l'eau ne devient trouble que parce que l'*acide prédominant dans l'eau de la Grotte supérieure décompose, sans d'abord en saturer complétement la base, l'un des sels contenus dans les sources tièdes*. Il se pourrait aussi que l'eau la plus saline et la plus chaude, perdant subitement de sa chaleur par son mélange avec une eau plus froide, conserve dès lors trop peu de chaleur pour maintenir, à l'état de solution invisible, les sels abondants dont elle est naturellement imprégnée (1). »

J'avoue que je ne comprends pas ce que M. Bourdon veut dire par un acide qui décompose un sel dont il ne peut pas d'abord saturer la base, que sans doute il pourra saturer plus tard complétement. Quant à la seconde explication, je rapporterai plus loin des expériences qui prouvent le contraire. Je ferai remarquer en même temps, et ceci s'applique aussi bien à M. Léon Marchand, qu'ils ont dit à tort que les eaux de la Grotte, mêlées avec la froide ou la blanche, devenaient laiteuses. Cette source, au contraire, ramène, quand on l'ajoute à l'eau blanchie, la transparence de l'eau. C'est à tort aussi qu'ils ont nommé la Grotte supérieure : cette source n'est employée qu'en douches, et ne coule dans aucun cabinet de bains ; c'est la Grotte inférieure, concurremment avec la Reine et les eaux blanches et froides, qui ont toujours été employées dans le grand établissement.

M. Longchamp avait promis de donner une explication directe de ce phénomène, qu'il n'a pas jugé à propos de consigner dans son *Annuaire* de 1832, où il en parle. Je ne doute pas qu'il n'ait, comme moi, trouvé la véritable explication; mais nous avons à regretter qu'il n'ait pas encore publié son opinion à cet égard.

Comme toutes les personnes qui ont visité les eaux de Luchon, je

---

(1) Bourdon, *Guide aux eaux minérales de France*, 2e édition, p. 51 et 52, année 1837.

fus frappé de cette couleur blanche, laiteuse, que certaines de ces eaux acquièrent dans les baignoires, peu de temps après qu'elles y sont réunies. Je voulus chercher l'explication de ce phénomène ; mais, avant de donner une opinion qui me fût propre, je voulus constater quelles étaient, de toutes celles que les différents auteurs avaient émises, celles qui se rapprochaient le plus de la vérité.

1° Je mis ensemble, dans une baignoire, de l'eau de la Reine et de la blanche, dans diverses proportions, variant du cinquième à la moitié, et constamment j'obtins la couleur blanche.

2° Je fis la même expérience avec la Reine et la froide, et je parvins au même résultat.

3° Je fis le mélange avec l'eau de la Grotte inférieure et la froide, avec la même Grotte et la blanche, sans obtenir la moindre altération dans la transparence de l'eau, quelles que fussent les proportions des mélanges et le temps consacré à l'observation.

4° Quand un mélange de la Reine et de la froide, ou de la Reine et de la blanche, avait pris la couleur laiteuse, et que j'ajoutais la moitié, le tiers, le quart, et quelquefois moins, de la Grotte inférieure, la transparence du mélange était aussitôt rétablie.

Quand ces expériences furent répétées plusieurs fois, plusieurs jours de suite, et par des temps différents, je voulus en trouver l'explication.

En adoptant celles données par Bayen et Anglada, qui me paraissaient les plus vraisemblables, un doute cependant s'élevait dans mon esprit. Comment, dis-je, peut-il se précipiter du soufre par la rencontre d'une eau qui tient un sel calcaire soluble, et une autre qui tient un carbonate alcalin en dissolution ? D'un autre côté, je me demandais comment un précipité de carbonate calcaire pourrait être dissous par une eau qui ne tenait en dissolution aucun acide libre ; cependant, je continuai des expériences basées sur les opinions des deux chimistes que je viens de nommer.

5° Si c'est au mélange des deux eaux qu'est dû le trouble qui se manifeste, je l'obtiendrai, pensais-je, en opérant le mélange, dans quelque point que je puise l'eau de ces sources. Je les puisais à leur point d'émergence, je les laissais en contact pendant plus de vingt-quatre heures : le mélange avait perdu tout son principe sulfureux, l'eau était refroidie, sans que sa transparence fût altérée.

6° Si la couleur laiteuse est due à un carbonate calcaire qui se forme, je dois obtenir le rétablissement de la transparence de la liqueur, et la dissolution du dépôt, en traitant par l'acide nitrique ou hydrochlorique ; je pourrai même prévenir la formation du précipité et le trouble de la liqueur. J'ajoutai de l'acide nitrique ou de l'acide hydrochlorique dans l'eau devenue blanche, et, loin que la transparence fût rétablie, la couleur laiteuse semblait devenir plus intense; bien plus, lorsque je traitais, par ces mêmes acides, de l'eau de la Reine et de la blanche reçues dans la baignoire, cette eau devenait subitement louche et laiteuse; le précipité, déposé spontanément de l'eau blanchie, ne s'est dissous dans aucun cas par les acides, et n'a fourni aucune trace d'effervescence.

7° Si la couleur laiteuse est due à la décomposition des deux sels, elle doit survenir à vase clos comme en plein air. Je mis de l'eau de la Reine et de la blanche, recueillie dans un bain, mais avant qu'elle fût laiteuse, dans des flacons bouchés à l'émeri ; j'en mis aussi dans des vases qui n'étaient pas bouchés. L'eau renfermée dans les flacons qui n'étaient pas bouchés avait acquis, après vingt-quatre heures, la couleur blanche analogue à celle qu'on observait dans la baignoire. Les flacons bouchés à l'émeri avaient conservé l'eau avec toute sa limpidité; et tandis que la première précipitait en blanc par les sels de plomb, ce qui indiquait qu'elle avait perdu tout son principe sulfureux, l'autre avait conservé le sien, et précipitait encore en brun par ce même réactif.

Voyant que l'action de l'air jouait un rôle important dans la production de ce phénomène, et que le mélange de deux sources n'en était pas la véritable cause, je voulus savoir à laquelle des sources de la Reine, de la blanche ou de la froide, ce phénomène était dû.

8° Je pris de l'eau de la Reine, de la froide et de la blanche, dans des vases différents, recueillies au moment où elles tombaient dans la baignoire, puisque j'avais reconnu que les eaux puisées à la source même n'avaient pas la faculté de blanchir. J'en mis dans plusieurs carafes d'un verre très-transparent, que je plaçai sur une table appuyée contre un mur nouvellement blanchi, et je m'assis du côté opposé au mur, en face des carafes. Cette position me fit découvrir une circonstance qui m'était échappée jusque-là, et qui rendait facilement compte de la différence d'action de l'air sur l'eau de la Reine prise à la source, et celle prise au moment où elle tombe dans le bain : c'est que, dans le premier cas, elle est limpide et complétement incolore, tandis que, dans le second, elle est *jaune verdâtre ;* les autres étaient incolores.

Je continuai l'examen des carafes. Je vis que l'eau de la Reine commençait peu à peu à se troubler dans le point seulement de sa surface en contact avec l'air; ce trouble augmentait en s'étendant de haut en bas, et formait une colonne blanchâtre, irrégulière, plus large à sa base qu'au sommet; qu'il se formait un double courant de l'eau blanchie et de l'eau jaunâtre; que la dernière montait à la surface, tandis que la première descendait constamment, jusqu'à ce que l'eau de toute la carafe eût pris une teinte blanche uniforme.

9° Je mis de l'eau de la Reine, toujours prise au moment où elle tombe dans la baignoire, dans des carafes remplies à différents niveaux, et, comme ces vases étaient coniques, la surface de l'eau en contact avec l'air était en raison inverse de la hauteur de la colonne d'eau. Celles qui n'étaient remplies qu'au tiers et à la moitié eurent leur eau beaucoup plus tôt blanche que celles qui étaient pleines ou aux trois quarts : dans tous les cas, la rapidité du blanchiment dans les carafes en repos était en raison directe de la surface, et inverse de la hauteur de la colonne d'eau.

10° Lorsque l'eau blanchie eut déposé le précipité, et qu'elle eut repris sa transparence, elle n'avait plus aucune coloration : elle était limpide et incolore comme de l'eau de roche, elle avait complétement perdu toute apparence de teinte jaune-verdâtre.

11° Je recueillis le dépôt formé après l'éclaircissement de l'eau, et je le lavai à plusieurs reprises : je le traitai, à l'aide de l'ébullition, par l'acide nitrique additionné d'un peu de potasse, et la presque totalité fut dissoute. La liqueur essayée par le chlorure de barium donna un précipité blanc, insoluble dans les acides nitrique et hydrochlorique, soluble à peine dans l'acide sulfurique concentré bouillant : il s'était donc formé du sulfate de potasse, ce qui prouve que le dépôt est formé en très-grande partie de *soufre*.

12° Ce précipité contient aussi des traces de silice et de matière organique. Cela n'est pas étonnant quant à cette dernière, car elle se retrouve toujours dans les solutions et précipités obtenus avec les eaux minérales sulfureuses des Pyrénées. Pour ce qui concerne la silice, on peut admettre qu'elle est entraînée par la précipitation du soufre, et mise en suspension par la modification qu'éprouve la soude par le changement subi par le principe sulfureux. Je ferai mieux comprendre dans quelques instants cette précipitation de la silice.

Après avoir rendu compte des expériences que j'ai faites pour étudier le blanchiment de l'eau, nous allons chercher d'abord quel est le changement qu'éprouve l'eau de la Reine en parcourant le trajet de son point d'émergence, au griffon de la source, jusqu'au moment où elle tombe dans la baignoire.

En sortant de la source, où elle est limpide et incolore, elle passe dans un conduit dont la capacité est presque double de son volume ; elle tombe, par une large cascade de plus de dix pieds de haut, dans un réservoir dont elle ne remplit jamais que la moitié ou les deux tiers de la capacité, et dans lequel elle se trouve en contact avec un air un peu renouvelé, par le moyen d'une trappe située au-dessus de ce réservoir, et qui, en général, est assez mal fermée.

Quand l'eau entre dans ce réservoir, elle est encore limpide et incolore, et conserve la plus grande partie de son principe sulfureux ; et quand elle a complétement blanchi dans la baignoire, elle n'en conserve plus aucune trace.

Nous avons vu, en outre, qu'en la prenant à la source, lorsqu'elle était incolore, elle ne précipitait pas par les acides, tandis qu'à la sortie du réservoir, lorsqu'elle était devenue jaune-verdâtre, elle précipitait abondamment par ces acides.

De toutes ces observations et expériences, nous devons conclure que la couleur jaune-verdâtre d'abord, et le trouble dans la transparence ensuite, sont le résultat d'une modification du principe sulfureux qui, d'un état particulier, dans lequel il ne colore nullement l'eau, passe ensuite dans un autre état, où il ne peut exister sans la colorer, et que, lorsqu'il est dans cet état de coloration, il ne permet à l'eau de recouvrer sa transparence et son incoloréité, que lorsqu'il s'est précipité et déposé du soufre. Nous déduirons de ces résultats : qu'il faut éviter la coloration de l'eau et son blanchiment, non, comme le dit Bayen, en laissant refroidir spontanément l'eau, sans y mêler de la source froide, mais en la conduisant sans chute, et par des canaux dont elle remplisse parfaitement la capacité, dans des réservoirs qui soient en rapport avec son volume; et pour que la surface de l'eau ne soit pas altérée par l'oxygène, nous la couvrirons de flotteurs en bois léger, qui intercepteront tout contact avec l'air extérieur.

Nous serons aussi forcé de conclure que la méthode adoptée depuis longtemps à Luchon, pour l'administration des bains, est vicieuse. En effet, pour préparer les malades à ce qu'on appelait les grands bains, qui n'étaient autres que des bains préparés avec l'eau de la Reine et de la blanche ou la froide, on leur faisait commencer leur saison, comme on le dit dans le pays, par prendre cinq à six bains de l'eau de la source de Lasalle ou Richard, ancienne, qui était plus sulfureuse à la source même que la Reine : mais la Reine, en blanchissant, perdait la presque totalité du principe sulfureux; la source Richard, au contraire, conservait presque entièrement le sien; et comme elles étaient à la même température, qu'il fallait par conséquent employer une même quantité d'eau froide pour les tempérer, que, d'un autre côté, elles ont la même composition, comme je le prouverai dans mes analyses, il en résultait que l'on faisait prendre aux malades des bains beaucoup plus forts en commençant qu'en finissant leur baignée, et qu'on les faisait ainsi passer du fort au faible, lorsqu'on croyait faire tout le contraire. La chimie, comme on le voit, a pu, dans ce cas, rendre quelques services à la médecine.

Si nous tirons parti des phénomènes que nous venons d'étudier, pour chercher à connaître la nature et l'état du principe sulfureux qui minéralise les eaux de Luchon, nous pourrons peut-être parvenir à prouver que les opinions qui avaient été émises à ce sujet doivent être modifiées dans quelques points.

Nous avons prouvé plus haut qu'une faible partie du principe sulfureux se dégage par l'ébullition, mais que la presque totalité restait en dissolution, malgré cette ébullition. Anglada, M. Orfila et M. Longchamp, ont admis que les eaux sulfureuses des Pyrénées étaient minéralisées par un hydrosulfate de soude, dont la formule est : $NaO\,H^2S$; mais comme aujourd'hui on n'admet pas la décomposition de l'eau par la dissolution des sulfures, nous devons ramener cette formule à la suivante : NaS, c'est-à-dire, à un sulfure de sodium, comme l'avait dit M. Lonchamp.

Mais cette composition de l'eau peut-elle bien rendre compte de tous les phénomènes que nous avons observés ? et l'admission, dans les eaux de Luchon, d'une autre espèce de principe sulfureux, ne semble-t-elle pas mieux les expliquer ? Ne peut-on pas regarder ce principe comme formé d'une combinaison d'acide sulfhydrique avec du sulfure de sodium, admettre, en un mot, le sel que l'on nomme, dans la nomenclature moderne, un *sulfhydrate de sulfure de sodium,* ayant pour formule un atome d'acide sulfhydrique combiné avec un atome de sulfure de sodium, et exprimé par $NaS,\,H^2S$.

Nous pensons aussi qu'il faut admettre quelques traces d'acide hydrosulfurique libre, comme le démontrent les expériences que nous avons rapportées plus haut, c'est-à-dire, le dégagement par l'ébullition d'une portion d'acide sulfhydrique. Nous allons commencer par cette seconde question.

Anglada, qui n'admettait pas la présence d'acide sulfhydrique libre dans les eaux des Pyrénées, et qui croyait que celui qui se dégageait spontanément par l'ébullition était entraîné par l'azote, avait soutenu cette opinion, en l'étayant de l'action de l'acide arsénieux sur les composés sulfureux. Si l'on traite, dit-il, une eau qui contient de l'hydrogène sulfuré libre, par l'acide arsénieux, l'eau se colore en jaune, et il se forme bientôt après un précipité jaune-serin; si, au contraire, on prend une eau qui contient en solution de l'hydrosulfate de soude (sulfure de sodium), et qu'on la traite par l'acide arsénieux, il ne se produit ni coloration, ni précipité, tant que le mélange reste seul; mais si l'on y ajoute quelques gouttes d'un acide hydrochlorique ou autre, la liqueur se colore aussitôt en jaune, et bientôt après il se produit un précipité floconneux jaune-serin. Quand on traite nos eaux sulfureuses par l'acide arsénieux, il ne se passe rien non plus, tant qu'on n'y ajoute pas un acide, mais l'addition de quelques gouttes d'acide colore l'eau en jaune; et il en concluait que ces eaux ne contiennent aucune trace d'acide hydrosulfurique libre, mais un simple hydrosulfate de soude.

Cette conclusion semble rigoureuse. Cependant, quand je vis que toutes nos eaux dégageaient une certaine quantité d'acide hydrosulfurique, par la simple ébullition, je voulus examiner si les conclusions d'Anglada, d'après l'action de l'acide arsénieux, n'étaient pas hasardées.

1° Je traitai l'eau sulfureuse par l'acide arsénieux, et il ne se produisit aucune coloration ni précipité; mais l'addition d'un acide déterminait à l'instant une coloration jaune, suivie bientôt après d'un précipité floconneux jaune-serin. Jusque-là mon expérience confirme celle d'Anglada; mais continuons.

2° Je versai de l'acide hydrosulfurique dans nos eaux, pour être bien certain qu'il en existait de libre; je traitai cette eau par l'acide arsénieux, qui n'y produisit ni coloration, ni précipité. L'addition d'un acide détermina aussitôt la coloration en jaune, suivie d'un précipité floconneux jaune-serin, comme si l'eau n'eût pas contenu d'acide hydrosulfurique. Les conclusions d'Anglada semblent ébranlées par ce fait, mais nous allons plus loin.

3° Je préparai un précipité jaune floconneux de sulfure d'arsenic comme les précédents, en traitant une solution d'acide arsénieux par de l'acide hydrosulfurique; je lavai bien le précipité, et je le versai dans un flacon contenant de l'eau sulfureuse des Pyrénées: *il fut aussitôt dissous.*

Nous sommes forcé de conclure de ces expériences, que l'acide arsénieux est un mauvais réactif pour constater l'absence ou la présence de l'acide hydrosulfurique libre dans nos eaux sulfureuses; et puisque nous avons vu que l'ébullition nous portait à y admettre sa présence, nous nous croyons autorisé à penser que les eaux sulfureuses des Pyrénées contiennent toutes une certaine quantité d'acide sulfhydrique libre, mais qui, en général, est peu considérable.

Nous allons maintenant examiner la question de savoir si le principe sulfureux, qui ne se dégage pas par l'ébullition, est un sulfure simple de sodium, avec la formule Na S, ou bien un sulfhydrate de sulfure de sodium, avec la formule Na S, H^2 S.

Si la solution était concentrée, la discussion serait bientôt vidée; il suffirait de traiter l'eau par un sel de zinc ou de manganèse, qui formeraient un précipité blanc dans tous les cas, mais qui produiraient une effervescence avec dégagement d'acide sulfhydrique si l'eau tient en dissolution un sulfhydrate de sulfure de sodium, tandis qu'il n'y aurait aucune effervescence si elle contient un sulfure simple.

On pourrait, peut-être, en concentrant l'eau, à l'abri du contact de l'air, obtenir l'effet désiré; mais je n'ai pas encore pu avoir recours à ce moyen. En attendant, je me suis contenté d'examiner la question à l'aide des opinions des auteurs les plus distingués, et des observations que j'ai faites; à l'aide de mes expériences et de celles des chimistes qui se sont occupés des eaux minérales.

Le sulfure de sodium se dissout dans l'eau sans la colorer, aussi bien que le sulfhydrate de sulfure de sodium; tous les deux, quand ils sont dissous, dégagent de l'acide hydrosulfurique par l'addition d'un acide; tous les deux, s'ils sont très-étendus, perdent leur principe sulfureux par leur exposition à l'air libre, sans colorer l'eau et sans la troubler.

Anglada, qui avait établi que les eaux des Pyrénées contiennent un sulfure de sodium, qu'il nommait hydrosulfate de soude, avait cherché à produire artificiellement un corps qui eût la même composition que le principe sulfureux que contiennent les eaux des Pyrénées, et il dit avoir réussi à en produire un qui avait, étant en dissolution dans l'eau, des propriétés *tout à fait identiques*. Voici comme il s'exprime à ce sujet :

« L'hydrosulfate de soude que, dans mes nombreux essais, j'ai cru pouvoir mettre en œuvre comme absolument analogue à celui qu'entraînent nos eaux sulfureuses, a toujours été préparé en faisant passer, avec les précautions convenables, un courant de gaz acide hydrosulfurique à travers une dissolution de soude caustique, assez concentrée pour qu'il y eût spontanément cristallisation; et c'est l'hydrosulfate ainsi préparé qui m'a servi dans tous les cas.

« Ce qui m'autorisait manifestement, ajoute-t-il, à envisager ce sel comme représentant fidèlement celui que contiennent nos eaux, c'est qu'il est le seul qui, dans les diverses épreuves, se soit rigoureusement comporté à l'instar du principe sulfureux de ces eaux; dès lors, il m'a été permis de déduire l'identité de constitution chimique de l'identité des phénomènes, et de substituer, dans mes recherches, le produit de l'art au produit de la nature (1). » Il finit en disant qu'il « suffit d'avoir établi comme résultat, que l'ingrédient sulfureux de nos eaux doit être réputé un véritable hydrosulfate de soude (sulfure de sodium dissous dans l'eau). »

Évidemment Anglada commettait une erreur lorsqu'il croyait que les cristaux qu'il obtenait en faisant passer un courant d'hydrogène sulfuré dans une solution concentrée de soude caustique, étaient formés de sulfure de sodium (hydro-sulfate de soude). Ces cristaux étaient un véritable sulfhydrate de sulfure de sodium avec la composition suivante: $Na S, S H^2$; tandis que, d'après lui, la formule aurait dû être

---

(1) Anglada, 6e *Mémoire*, p. 195 et 196.

$\overset{\cdot}{N}a$, S, formule qui, par la dissolution dans l'eau de ces cristaux, se serait transformée, dans l'opinion d'Anglada, en la formule suivante: Na S, O H^2. En effet Berzelius indique, pour la préparation du sulfhydrate de sulfure de sodium, la méthode suivante. « On peut obtenir le sulfhydrate sodique (Berzelius entend parler du sulfhydrate de sulfure de sodium, car il nomme le sulfure de sodium sulfure sodique ou monosulfure de sodium) de la même manière que le sulfhydrate potassique. *Préparation du sulfhydrate potassique :* cette combinaison peut être obtenue tant par la voie sèche que par la voie humide. Pour l'obtenir par la voie humide, on verse une dissolution d'hydrate potassique (c'est-à-dire de la potasse caustique) pur et exempt d'acide carbonique, dans une cornue tubulée; on chasse l'air de la cornue par un courant d'hydrogène, après quoi l'on fait arriver du gaz sulfide hydrique (acide hydrosulfurique) dans la liqueur, jusqu'à ce qu'elle n'en absorbe plus, etc..... La combinaison cristallise en gros prismes. »

Plus loin, il ajoute : « Pour obtenir le sulfure potassique (sulfure de potassium), on prend une dissolution de potasse caustique, que l'on partage en deux portions égales; on sature parfaitement une de ces portions avec du sulfide hydrique (acide hydrosulfurique); si alors on ajoute l'autre portion de potasse caustique (qu'on avait mise en réserve), cette portion se trouve convertie en sulfure potassique. » De sorte que le sulfhydrate de sulfure de potassium, qu'on avait d'abord formé, se trouve converti totalement en sulfure de sodium, en ajoutant autant de potasse caustique qu'il en contenait déjà.

M. Thénard, dans sa sixième édition du *Traité de chimie,* dit: « Les sulfhydrates de sulfure (de sodium, de potassium ou autres) s'obtiennent purs, en faisant passer un excès de gaz sulfhydrique à travers les bases alcalines dissoutes ou délayées dans l'eau, et évitant soigneusement le contact de l'air. »

On voit donc que ce n'est pas un sulfure de sodium qu'on obtient en faisant passer un courant d'acide hydrosulfurique à travers une solution concentrée de soude caustique, mais bien un sulfhydrate de sulfure de sodium, dans lequel il y a le double de soufre que dans le sulfure, et dans lequel cet atome de soufre en excès est combiné avec l'hydrogène. Quand on a obtenu ce sulfhydrate de sulfure, si on veut le convertir en sulfure simple, il faut y ajouter autant de soude caustique qu'on en avait employé pour former le sulfhydrate.

Les propriétés du sulfhydrate de sulfure sont les suivantes : il cristallise en gros prismes, qui se dissolvent dans l'eau sans la colorer.

« Les sulfhydrates sont colorés par l'air : lorsque l'accès de ce dernier est limité, le sulfide hydrique (acide hydrosulfurique) seul est décomposé... Si, au contraire, l'air a un libre accès, une partie de sulfobase s'oxyde et se transforme en hyposulfite, tandis qu'une autre partie passe à un plus haut degré de sulfuration : de là vient que les sulfhydrates, quoique sans couleur par eux-mêmes, jaunissent presque instantanément lorsqu'on les met au contact de l'air.

« *Bisulfure de potassium.* — On l'obtient en dissolvant le sulfhydrate potassique, laissant la liqueur à l'air jusqu'à ce qu'elle commence à se troubler à la surface..... Cette combinaison doit naissance à ce que l'hydrogène du sulfhydrate s'oxyde aux dépens de l'air. Quand on expose à l'air une dissolution de sulfure de potassium dans l'eau, le potassium et le soufre s'oxydent simultanément, de manière à produire de l'hyposulfite potassique, dans lequel l'acide et la base contiennent une égale quantité d'oxygène. Le sulfure de potassium est le seul degré de sulfuration qui subisse cette décomposition ; tous les autres sulfures (le bisulfure, le trisulfure, le quadrisulfure et le pentasulfure) subissent un trouble par leur exposition à l'air : c'est du soufre qui se précipite..... Tous les sulfures de potassium ou de sodium, excepté le monosulfure ou sulfure de sodium, sont jaunes quand ils sont dissous dans l'eau..... Tant que la dissolution conserve une teinte jaune, il ne se forme que de l'hyposulfite, mais à l'instant où le soufre se précipite l'hyposulfite s'oxyde et se convertit en sulfite, lequel à son tour se transforme bientôt en sulfate, la liqueur continuant toujours à rester neutre, parce que, dans ces trois sels neutres, la proportion relative de soufre et de potassium est la même (1). »

« Lorsqu'on met en contact avec l'air, à la température ordinaire, une solution de sulfhydrate de sulfure (de potassium ou de sodium), il en résulte, au bout de quelque temps, d'abord de l'eau et un bisulfure qui est jaune, puis un hyposulfite qui est incolore..... On voit que l'oxygène de l'air commence par se combiner avec l'hydrogène du sulfhydrate, qui rend le soufre ainsi prédominant dans ce composé, et qu'ensuite il se combine avec le soufre et le potassium ou le sodium. Or, comme le bisulfure est jaune, le premier effet de l'air doit être de colorer la liqueur; mais comme l'hyposulfite est sans couleur, le second effet de ce fluide doit être de détruire la nuance qu'il avait d'abord développée (1). »

Mais M. Thénard oublie d'ajouter que, comme l'hyposulfite, le sulfite et le sulfate ne contiennent qu'un atome de soufre, il faut, pour que la liqueur s'éclaircisse, que le second atome qui avait transformé le monosulfure en bisulfure se précipite et rende l'eau trouble ou blanchâtre avant qu'elle ne soit clarifiée.

« Le soufre, surtout à l'aide de la chaleur, chasse le gaz sulfhydrique des sulfhydrates, et les fait passer à l'état de polysulfure....; à 10° de température, la décomposition commence à être sensible, c'est-à-dire qu'il y a dégagement de gaz sulfhydrique et dissolution de soufre; à 30°, elle est assez forte; à 100°, elle devient totale (2). »

Nous tirerons bientôt parti de cette propriété des sulfhydrates alcalins, de dissoudre le soufre en poudre, pour expliquer comment l'eau de la grotte inférieure de Luchon ramène la transparence de l'eau de la Reine, devenue blanche.

Maintenant que nous avons indiqué les diverses modifications qu'é-

---

(1) Berzelius, *Traité de chimie*, t. II et III, passim.

(2) Thénard, *Traité de chimie*, 6e édit., t. III, p. 553.

(3) Thénard, *Traité de chimie*, 6e édit., t. III, p. 551.

prouvent les composés sulfureux, voyons s'il ne serait pas facile d'en faire l'application aux eaux thermales sulfureuses des Pyrénées, et notamment aux phénomènes du blanchiment que nous avons observés à Luchon.

Mais, avant, nous devons ajouter que le sulfhydrate de sulfure dégage de l'hydrogène sulfuré sans se troubler quand on le traite par un acide; que le monosulfure de sodium se conduit comme lui, mais que tous les autres sulfures, depuis le bisulfure jusqu'au pentasulfure, cest-à-dire ceux qui colorent l'eau en jaune verdâtre, en se dissolvant précipitent du soufre, quand on les traite par un acide, en même temps qu'il se dégage de l'hydrogène sulfuré (1).

Il est facile maintenant de démontrer l'analogie; je dirai presque l'identité, qui existe entre le sulfhydrate de sulfure de sodium et le principe sulfureux qui existe dans nos eaux, et nous allons donner une théorie très-simple du blanchiment des eaux de Luchon.

Le sulfhydrate de sulfure de sodium qui existe dans ces eaux y est en dissolution très-étendue. Si cette eau arrive directement à l'air libre, elle perd tout son principe sulfureux, sans se colorer: l'oxygène de l'air se porte sur le sodium pour former de la soude, sur le soufre pour former de l'acide hyposulfureux, et ces deux nouveaux corps se combinent ensemble pour former de l'hyposulfite de soude. L'acide carbonique de l'air s'empare d'une portion de la soude pour former du carbonate de soude, et l'acide hydrosulfurique ne trouvant plus de base avec laquelle il puisse rester combiné, se dégage et répand l'odeur qui lui est propre: c'est l'odeur qu'on sent auprès des sources, car le sulfhydrate par lui-même est inodore.

Quand l'eau sulfureuse arrive dans un réservoir dont elle ne remplit qu'en partie la capacité, l'oxygène de l'air n'étant pas en aussi grande quantité qu'à l'air libre, s'empare d'abord de l'hydrogène de l'acide sulfhydrique avec lequel il a le plus d'affinité, et met en liberté

(1) Berzelius et Thénard.

le soufre avec lequel il était combiné; mais ce soufre, à mesure qu'i devient libre, se combine avec le sulfure existant, pour produire u polysulfure, et l'eau prend alors la couleur jaune verdâtre que nou avons signalée.

Lorsque l'eau jaune verdâtre arrive au contact de l'air libre, l'oxy gène agit de nouveau sur tous les éléments à la fois; il s'empar du sodium pour former de la soude, d'un atome de soufre pour for mer de l'acide hyposulfureux, qui se combine avec une portion de l soude, et l'acide carbonique s'empare de l'autre portion. Mais il exist un atome de soufre en excès, qui, n'étant pas attaqué par l'air parc qu'il n'existe pas de base avec lequel le nouveau corps qu'il produirai pourrait se combiner, se précipite sous forme de poudre blanch très-fine, et donne à l'eau la couleur blanche qu'on lui connaît. Quanc le précipité est déposé, l'eau a repris sa transparence, parce que l'hypo sulfite qu'elle contient est incolore. C'est par le même motif que le acides qui ne troublaient pas l'eau quand elle était incolore, la trou blent subitement quand elle est devenue jaune verdâtre.

Lorsque l'eau de la Reine est devenue blanche, qu'elle reprend s transparence par l'addition d'eau de la Grotte, et qu'alors le mélang a conservé une couleur jaune verdâtre, c'est le sulfhydrate de sulfur de sodium de l'eau de la Grotte qui dissout le soufre de l'eau de l Reine, qui s'était précipité ; il se forme une certaine quantité de poly sulfure, et l'acide hydrosulfurique d'une portion du sulfhydrate s dégage.

Je crois que ces développements rendent suffisamment compte du phénomène du blanchiment, en même temps qu'ils font connaître la véritable nature du principe sulfureux des eaux des Pyrénées.

Mais cette explication s'applique-t-elle seulement à l'eau de l'an cienne Reine de Bagnères-de-Luchon? ou bien existe-t-il d'autres sources qui présentent ces phénomènes?

A Luchon même, l'ancienne Reine qui a disparu a été remplacée par une nouvelle source à laquelle on a donné, avec raison, le nom de Reine-Nouvelle, parce que la disparition de l'une coïncida avec l'apparition de l'autre. La nouvelle source offre même un grand avantage sur l'ancienne, en ce que, sortant derrière l'établissement même, et étant captée à une certaine profondeur dans le flanc de la montagne, elle n'offre pas de variations de température comme en offrait l'ancienne, et plus sulfureuse qu'elle, elle l'est toujours au même degré, parce qu'elle ne se mêle nullement avec l'eau froide.

Cette source passant dans le même réservoir que l'ancienne Reine, y éprouve les mêmes modifications. Elle blanchit même plus fortement et plus vite, parce que, étant plus sulfureuse, il se précipite plus de soufre, et que passant dans deux réservoirs, la galerie où elle naît lui servant de premier réservoir, elle est plus longtemps en contact avec un air limité.

Une source qu'on nomme Richard-Nouvelle, qui suinte peu à peu et s'accumule dans une vaste galerie dont elle remplit à peine le tiers de la capacité, devient jaune verdâtre d'abord, et blanchit ensuite. La source Richard ancienne rétablit sa transparence, comme la source de la Grotte inférieure rétablit celle de la Reine.

II.

BLEUISSEMENT DES EAUX D'AX.

Lorsque M. Magnès Lahens, un des pharmaciens les plus distingués de Toulouse, fit l'analyse des eaux d'Ax, il signala dans l'établissement de Tech une source qu'on nommait la bleue, parce que son eau, disait-on, devenait bleuâtre dans les réservoirs et dans les baignoires. En cherchant à se rendre compte de ce phénomène qui semblait d'abord extraordinaire, M. Magnès croit en trouver l'explication dans les parcelles de schistes que cette eau contiendrait en suspension, et pour être plus certain de la justesse de son observation, il prit du schiste qu'il pulvérisa, le mit dans de l'eau commune, le remua pour mettre quelques parcelles en suspension, et l'eau prit un aspect bleuâtre.

Lorsque je visitai Ax, en 1835, j'allai voir en grande hâte la fameuse source bleue, mais, à mon grand regret, elle n'allait plus dans le réservoir. Je la fis découvrir à son point d'émergement, et je trouvai une eau limpide comme de l'eau de roche; mais le phénomène se présentait d'une manière très-marquée dans une source voisine dite n° 4 du même établissement. Cette source, disait un vieux garçon de bains, était très-bleue quand le temps était serein, un peu moins quand le temps était nuageux, et presque pas quand il y avait du brouillard.

J'examinai cette eau dans son réservoir, elle paraissait en effet d'un beau bleu, du point de vue où j'étais placé; je fis prendre de cette eau dans des carafes, et, à mon grand étonnement, au lieu d'une eau bleue, ce fut une eau blanche qu'on m'apporta, une eau analogue à l'eau de la Reine de Luchon, blanchie. J'examinai avec attention le réservoir, et je vis que c'était à une illusion d'optique que l'apparence bleue était due; il existait deux ouvertures dans ce réservoir d'une forme irrégulièrement cubique; l'une, dans l'embrasure de laquelle j'étais placé quand j'observais l'eau, donnait dans l'établissement, l'autre ouverture, un peu plus élevée que la précédente et située presque vis-à-vis d'elle, donnait au dehors de l'établissement. Les rayons lumineux qui pénétraient par cette dernière ouverture allaient se réfléchir sur la surface de l'eau blanchâtre, et transmettait au regard du spectateur les diverses teintes du ciel.

Cette source, comme on le voit, était à peu près dans les mêmes circonstances que les eaux de Luchon; seulement elle blanchissait dans le réservoir même où elle jaillissait, parce que, quoique n'étant pas à l'air libre, elle était plus aérée que celle de Luchon.

Cette couleur blanche ne disparaissait pas en traitant par les acides; au contraire, la teinte blanche était augmentée.

Il faut observer que la plupart des sources d'Ax, quand elles ont parcouru un certain trajet dans des canaux un peu vastes, deviennent un peu jaunâtres, et précipitent alors, faiblement il est vrai, mais cependant d'une manière appréciable quand on attend environ un quart d'heure, par les acides. Les sources qui, comme les Canons, l'Étuve du Teich, déposent du soufre sur leur passage, sont aussi un peu jaunâtres.

III.

LACTESCENCE DES EAUX DE CADÉAC.

Cadéac est un petit village à un quart de lieue d'Arrau; il y existe deux établissements d'eaux sulfureuses, l'un situé sur la rive droite, l'autre sur la rive gauche de la Neste; c'est ce dernier seulement que j'ai pu visiter.

Il existe cinq à six sources dans cet établissement qui, presque toutes, sont limpides et incolores; une seule se montre à la surface du sol avec une teinte jaune verdâtre très-prononcée; elle devient laiteuse lorsqu'elle tombe dans la baignoire. Il me fut facile, malgré les contes que le propriétaire débitait sur les vertus de cette source, « parce que, disait-il, elle contenait du mercure ou du vitriol », de ramener tous ces phénomènes à un état particulier du principe sulfureux; elle sort à l'état de polysulfure et précipite du soufre, soit par l'action de l'air, soit quand on la traite par des acides.

Il est assez remarquable de voir sortir de terre, sans qu'elle soit passée par des réservoirs, une source contenant du polysulfure; mais si nous considérons qu'elle sort par un canal spacieux, qu'on m'a dit assez long, au milieu d'énormes débris de roches granitiques, auprès de plusieurs sources qui sont incolores, il est facile de présumer que cette source, qui coule horizontalement, doit séjourner dans quelques cavités formées par les blocs de granit, et que c'est dans ces réservoirs et dans son vaste conduit que le principe sulfureux se modifie.

IV.

COULEUR JAUNATRE DES EAUX DES PISCINES DE BARÈGES.

Tant qu'elle reste dans les réservoirs qui sont hermétiquement fermés et d'une petite dimension, l'eau des sources de Barèges reste incolore et ne précipite pas par les acides; elle conserve la même propriété en passant dans les baignoires, elle y perd seulement la plus grande partie du principe sulfureux.

Mais quand ces eaux se rendent dans les piscines qui peuvent être considérées comme de vastes réservoirs, elles se colorent légèrement en jaune verdâtre et précipitent alors en blanc par les acides.

Si l'action n'est pas très-marquée à Barèges, c'est qu'il faut qu'une eau soit très-sulfureuse pour que son principe puisse se modifier avant d'avoir disparu complétement, et l'on sait que les sources de Barèges ne se rendent pas directement dans les piscines, qu'elles passent, au contraire, dans les baignoires auparavant, tandis qu'un seul filet de la grande douche s'y rend seul pour entretenir la température.

V.

LOUCHISSEMENT DES EAUX DE MOLICHT.

« Le phénomène du blanchiment des eaux s'est présenté, j'en suis presque certain, à Anglada, qui paraît en avoir complétement méconnu la cause; voici comme il s'exprime en parlant de l'eau d'une source :

« La source n° 2, qui s'annonce déjà à l'odeur comme faiblement sulfureuse, s'est comportée, en effet, avec les réactifs, de manière à justifier cette première indication. Sous tous les rapports, sa constitution chimique est identique avec la source n° 1; si cette source est moins sulfureuse, ce n'est pas parce qu'une eau froide est venue s'y mêler, mais parce que ce filet a dû faire un plus long trajet dans l'intérieur de la terre, subir un refroidissement plus étendu (elle marque 35°, et la source n° 1 37°), rester plus efficacement aux prises avec l'air atmosphérique, et perdre ainsi une plus grande partie de son élément sulfureux.

« L'eau de cette source, n° 2, a donné lieu à une observation qui semblait annoncer au premier aspect une différence remarquable entre elles et les autres eaux sulfureuses; mais il a été facile de dévoiler les causes de la prétendue anomalie.

« Le liquide se troublait à mesure que s'opérait son refroidissement, non-seulement au contact de l'air, mais encore dans un flacon fermé hermétiquement; l'*addition d'ammoniaque* maintenait ou rétablissait la limpidité. J'en étais à apprécier les conditions du phénomène, lorsque j'ai appris que le bassin où sont recueillies les eaux de cette source, construit récemment, avait été revêtu d'un enduit composé de briques pilées et de *graisse*. Il devenait ainsi évident que la précipitation spontanée dépendait de la matière graisseuse se séparant à la suite du refroidissement; il a suffi, en effet, de chauffer le liquide troublé pour lui voir reprendre aussitôt toute sa transparence (1). »

En examinant avec attention le fait cité par Anglada, il est facile de voir qu'il s'est trompé sur l'explication qu'il en donne : il attribue le trouble à de la graisse qui, dissoute dans l'eau, se précipite par le refroidissement; mais de l'eau à laquelle on fait dissoudre un peu de graisse à la température de 35° semble plutôt s'éclaircir que se troubler par le refroidissement; d'un autre côté, l'ammoniaque, loin de dissoudre la graisse qui se précipite dans l'eau refroidie, hâte au contraire cette précipitation.

Je crois, au contraire, que la description des lieux donnée par Anglada indique que cette eau devait éprouver quelque modification dans son principe sulfureux.

« La source n° 2 se trouve à l'extérieur de l'établissement près la

---

(1) Anglada, *Traité des eaux minérales*, t. 1er, p. 278, 279 et 280.

porte d'entrée; ces eaux s'élèvent à travers la fente d'un rocher et se rassemblent immédiatement dans un bassin couvert d'où le trop-plein s'échappe par un soupirail.

« Cette disposition est vicieuse, elle rend trop facile l'action de l'air sur ces eaux. »

Nous voyons que cette disposition de la source se rapproche beaucoup de celle de la source dite n° 4, dans les bains du Teicht d'Ax, dans laquelle nous avons vu le phénomène du blanchiment se produire dans le réservoir même, et de celle de Richard-Nouvelle de Luchon qui blanchit en tombant dans la baignoire.

Il est vrai qu'Anglada ne parle pas de la couleur jaune verdâtre que cette eau devait avoir avant de blanchir; mais tant de personnes qui ont analysé et vu les eaux de Luchon avaient méconnu cette couleur, qu'il n'est pas étonnant qu'elle ait échappé à Anglada.

Nous voyons aussi que cette eau blanche redevenait transparente après avoir ajouté de l'ammoniaque ou en la faisant chauffer; mais nous avons vu aussi que les eaux blanchies de Luchon reprenaient leur transparence par l'ammoniaque et la chaleur.

Je n'ai tant insisté sur tous ces phénomènes que parce qu'ils sont liés à la constitution des eaux sulfureuses et qu'il est essentiel d'en éviter la production, si l'on veut conserver à l'eau tout son principe sulfureux. Dans quelques cas, cependant, si l'on désire des eaux très-douces, on peut le laisser exister.

Si l'on pensait ne pas devoir admettre, pour le principe sulfureux des eaux minérales des Pyrénées, la composition que j'ai donnée, les phénomènes du blanchiment n'en devraient pas moins recevoir la même explication, avec une légère modification dans la théorie; mais, dans tous les cas, les faits restent les mêmes.

Si, au lieu d'un sulfhydrate de sulfure, que je crois exister dans les eaux, l'on persistait à admettre un simple sulfure de sodium, voici comment la théorie devrait être modifiée :

Le sulfure de sodium se dissout dans l'eau sans la colorer, et quand cette eau passe au contact de l'air libre, l'oxygène de l'air se combine avec le sodium pour former de la soude, avec le soufre pour former de l'acide hyposulfureux, qui se combinent ensemble pour former de l'hyposulfite de soude, qui est incolore. L'acide carbonique s'est aussi combiné avec une portion de la soude, parce que, d'après la théorie admise par M. Gay-Lussac, l'acide hyposulfureux, qui se combinerait avec la soude pour former un hyposulfite de soude, aurait la composition suivante $S^2\ 0^2 + Na\ 0$. L'on voit que, d'après cette théorie, l'oxygénation du sodium se fait avec plus de rapidité que celle du soufre, et que s'il ne se forme pas un polysulfure, c'est parce que l'acide hyposulfureux contient deux atomes de soufre pour un atome de sodium.

Quand l'eau serait dans les réservoirs avec un air non renouvelé, l'oxygénation de la soude marcherait avec plus de rapidité encore par rapport au soufre qu'à l'air libre, et il se formerait un polysulfure, parce que tout le soufre ne s'oxygénerait pas, et, lorsque l'eau jaune verdâtre serait arrivée au contact de l'air, elle se troublerait toujours, d'après l'explication que j'en ai donnée.

Cette théorie me paraît moins satisfaisante que la précédente; en effet, comme il arrive que l'hyposulfite formé passe à l'état de sulfite et de sulfate, il faudrait admettre que s'il y a deux atomes de soufre dans l'hyposulfite pour un atome de sodium, on obtiendra un sulfate qui sera dans les mêmes rapports, c'est-à-dire qu'on aurait un véritable bisulfate, et l'eau devrait être acide, ce qui n'est pas.

D'un autre côté, comment pourrait-on admettre qu'il existât de l'acide hydrosulfurique libre, et je crois avoir démontré dans ces eaux cet état de liberté, en présence du sulfure de sodium qui joue un véritable rôle de base. Autant vaudrait admettre cet acide à l'état de liberté en présence d'un alcali en excès.

Je sais qu'Anglada a voulu expliquer le dégagement de l'acide hydrosulfurique, quand on fait bouillir l'eau, par l'action du gaz azote qui l'entraînerait mécaniquement. Si cette assertion d'Anglada était exacte, il faudrait qu'on trouvât de l'hydrogène sulfuré en mélange avec l'azote qui se dégage spontanément des sources, quand elles sont dirigées de bas en haut, tandis que cela n'est pas.

Je conçois que dans les eaux sulfureuses accidentelles, dont je parlerai plus loin, il se trouve de l'acide hydrosulfurique libre en présence d'un sulfure de calcium et même de sodium, parce que ces eaux contiennent en même temps une assez grande proportion d'acide carbonique libre, qui tend sans cesse à décomposer le sulfure et à dégager cet acide hydrosulfurique; mais dans les eaux sulfureuses qui ne contiennent pas d'acide carbonique libre, je ne peux concevoir la présence d'une certaine quantité d'acide hydrosulfurique libre en présence d'un sulfure alcalin. Je rechercherai si la modification qu'éprouve le principe sulfureux en passant de l'état de sulfhydrate à celui de polysulfure, ne donne pas à l'eau des propriétés différentes, et peut-être plus actives, quoique le soufre soit alors en plus petite proportion.

Le monosulfure n'attaque pas le platine, tandis que les polysulfures l'altèrent promptement.

Le bichlorure de mercure, quoique ne contenant que la moitié de mercure que le protochlorure, est beaucoup plus actif que lui.

A Barèges, l'on a remarqué que les piscines produisaient des effets plus actifs que les bains ordinaires. Je sais que la haute température de l'atmosphère y est pour beaucoup; mais la modification du principe sulfureux n'y serait-elle pour rien? Nous avons démontré plus haut que, dans les piscines, le soufre passait à l'état de polysulfure.

A Bagnères-de-Luchon, la Reine est, dit-on, très-active dans le bain, quoique ne contenant que très-peu de principe sulfureux. L'eau y est assez longtemps à l'état de polysulfure avant de blanchir.

---

§ IV.

DE L'ALCALI DES EAUX MINÉRALES DES PYRÉNÉES.

Toutes les eaux sulfureuses des Pyrénées sont alcalines, comme le prouve l'effet des réactifs : le sirop de violette est verdi, le papier de tournesol et sa teinture, rougis par un acide, sont ramenés au bleu avec plus ou moins de promptitude. Mais quel est cet alcali, et à quel état se trouve-t-il?

Poumier, qui publia, en 1813, une analyse des eaux sulfureuses des Pyrénées, analyse qui fait encore loi dans beaucoup de localités, ne mentionne, comme pouvant produire la réaction alcaline, que la chaux et la magnésie. Quant à la soude, il ne l'admet qu'à l'état de sulfate et de chlorure, et l'on sait que dans ces combinaisons elle n'a aucune réaction sur le sirop de violette ni sur le tournesol rougi.

MM. Longchamp et Anglada firent justice de cette erreur, et reconnurent tous les deux que la substance qui donne l'alcalinité aux eaux minérales sulfureuses est de la soude accompagnée de potasse.

M. Longchamp prétend même y avoir trouvé de l'ammoniaque; mais je ne peux admettre la présence de cette dernière substance dans nos eaux.

Quoique MM. Longchamp et Anglada soient d'accord sur la présence de la soude dans ces eaux sulfureuses, ils ne le sont pas sur sa manière d'être. M. Longchamp la considère comme à l'état caustique, tandis qu'Anglada l'admet, au contraire, à l'état de carbonate. M. Orfila, dans son travail sur les eaux de Cauterets, inséré dans le *Dictionnaire de médecine* en vingt-cinq volumes, adopte l'opinion d'Anglada.

M. Longchamp, pour prouver que la soude est à l'état caustique dans les eaux sulfureuses des Pyrénées, annonçait dans son mémoire (publié en 1823 dans les *Annales de chimie et de physique*, p. 156 et

157), que « ces eaux verdissent le sirop de violette, qu'elles ramènent au bleu le papier de tournesol rougi par un acide..., qu'elles *ne donnent aucun louche par l'eau de chaux* », et il ajoutait : « On est donc forcé de reconnaître que la soude est à l'état caustique dans les eaux de Barèges, Cauterets, Saint-Sauveur, etc. »

Il faut avouer que les raisons données par M. Longchamp étaient peu convaincantes, surtout pour Anglada, qui avait obtenu un précipité très-abondant par l'eau de chaux : aussi s'éleva-t-il une discussion entre ces deux chimistes, et les honneurs de la querelle restèrent-ils à Anglada, dont les opinions ont été généralement adoptées depuis, et qui mourut avec la conviction d'avoir ramené M. Longchamp à son opinion, comme il le dit dans un de ses mémoires.

Il répondait, de son côté, pour établir que la soude était à l'état de carbonate, par deux expériences que je crois plus spécieuses que solides; il disait :

Première preuve. — « J'ai rempli presque en entier d'eau de Barèges un flacon bouché à l'émeri; j'ai ajouté autant d'eau de chaux que sa partie vide lui permettait d'en recevoir, et je l'ai tenu exactement fermé. *Ce n'est qu'après quelques heures que le liquide a commencé à louchir.* En moins d'une demi-journée, on a vu formé au fond du vase un précipité blanc adhérant à ses parois, *s'en détachant facilement par l'agitation, sous forme floconneuse*, et offrant tous les caractères de ce qu'on nomme *carbonate de chaux*, qui n'est, dans un sens, qu'un *sous-carbonate* (1). »

Cette première preuve, donnée par Anglada, et adoptée par M. Orfila dans l'article ci-dessus, ne me paraît pas convaincante; je la crois même opposée à l'opinion qu'on veut en étayer.

Examinons s'il est bien vrai que le précipité formé par l'eau de chaux dans les eaux sulfureuses des Pyrénées soit un carbonate de

(1) 3e *Mémoire*, p. 305.

chaux, et pour y parvenir, comparons les propriétés de ce précipité avec celles du précipité obtenu par l'eau de chaux sur un carbonate alcalin.

1° Quand on traite un carbonate alcalin par l'eau de chaux, le précipité se forme subitement, ou du moins la liqueur se trouble à l'instant même, et le précipité commence bientôt après à se déposer.

Quand on traite l'eau sulfureuse par l'eau de chaux, le mélange reste limpide pendant plusieurs heures; ce n'est quelquefois qu'après vingt-quatre heures que le précipité est déposé.

2° Le précipité formé dans l'eau qui contient un sous-carbonate alcalin peut être floconneux d'abord; mais il devient bientôt grenu, de manière à former une poudre blanche qui adhère assez fortement aux parois du vase pour ne pouvoir en être détachée par l'agitation. Il faut l'action d'un acide pour détruire cette adhérence.

Le précipité formé avec nos eaux, s'il adhère quelquefois aux parois du vase, s'en détache facilement par l'agitation, sous forme floconneuse, et conserve cette forme indéfiniment. J'en ai gardé pendant trois ans, dans des flacons bouchés à l'émeri, qui avait toujours conservé la forme floconneuse, sans adhérér nullement aux parois du vase.

3° Quand on traite, sous l'eau même où il a été conservé, par un acide nitrique ou hydrochlorique, le précipité formé avec un carbonate alcalin, il se dissout, en produisant une effervescence dont les bulles nombreuses se distinguent facilement à travers la liqueur.

Quand on traite, au contraire, par les mêmes réactifs, et dans les mêmes circonstances, le précipité formé avec les eaux sulfureuses, il se dissout sans la moindre effervescence.

On voit déjà que si ces deux précipités ont quelques propriétés communes qui les rapprochent, ils en ont beaucoup plus qui les séparent, et qui démontrent que leur nature ne peut être confondue en aucune façon. Tous les deux, il est vrai, contiennent de la chaux: mais, tandis que le précipité formé avec le carbonate de soude contient cette chaux combinée avec l'acide carbonique, celui formé avec les eaux sulfureuses offre la chaux combinée à la silice, à l'état de silicate de chaux; et quoique la silice forme la plus grande partie du précipité, on y trouve en outre, un peu de substance organique, des traces de magnésie, d'alumine et de fer, mais pas la plus petite quantité d'acide carbonique.

C'est sans doute parce que M. Longchamp, lors de ses voyages aux Pyrénées, n'attendait pas assez, pour constater les effets des réactifs sur les eaux, qu'il a pu nier que l'eau de chaux formât un précipité dans les eaux sulfureuses; mais, averti plus tard par des expériences faites par un des pharmaciens distingués des Pyrénées, M. Paillasson jeune, de Lourdes, que l'eau de chaux formait un précipité abondant avec les eaux de Cauterets, Barèges, etc., il a reconnu son erreur à ce sujet, et il l'a franchement avouée (1). Il dit : « Que toutes les eaux qui contiennent de la silice donnent, avec l'eau de chaux, un silicate de chaux, que beaucoup de personnes confondent, sur l'apparence, avec le carbonate de chaux. » C'est ce qui est arrivé pour les eaux des Pyrénées.

Après avoir découvert la cause de l'erreur de M. Longchamp, et l'avoir justifiée, je vais indiquer la cause de l'erreur de MM. Anglada et Orfila, qui avaient pris le silicate de chaux pour du carbonate de chaux.

1° Lorsqu'on traite, avons-nous dit plus haut, le précipité de silicate de chaux par un acide, il se dissout *sans efferveseence*, tant qu'il n'a pas été exposé au contact de l'air; mais il n'en est plus de même si, depuis sa formation, il a reçu l'influence de cet agent. En effet :

2° Si l'on prend du silicate de chaux récemment ou anciennement formé avec nos eaux sulfureuses, qu'on le fasse bien dessécher à l'air libre spontanément, ou à une douce chaleur, il se dissout avec efferves-

---

(1) Dans une note insérée dans le tome LXII des *Annales de chimie et de physique*, en parlant des eaux de Luxeuil (en 1836).

cence, à la manière des carbonates, et le gaz qui se dégage est de l'acide carbonique que la chaux du silicate a absorbé par son exposition à l'air.

3° Si l'on prend le silicate après l'avoir bien lavé, qu'on le dessèche au-dessus de 200 à 300°, il se produit une effervescence comme dans le cas précédent: mais le précipité n'est pas dissous en totalité, il reste un dépôt assez fort de silice, qui a pris assez de cohésion pour ne plus être dissoute par les acides; mais elle est soluble dans les alcalis concentrés à l'aide de la chaleur.

4° Quand on traite le résidu de l'évaporation des eaux sulfureuses par un acide, il se produit une vive effervescence, et la plus grande partie du gaz qui se dégage est de l'acide carbonique.

Les trois derniers faits que nous venons de citer pouvaient facilement induire en erreur les observateurs les plus attentifs; et si nous n'avions pas été certain de la nature du précipité formé par l'eau de chaux dans les eaux sulfureuses, nous aurions été trompé nous-même: mais, averti d'abord par les avis bienveillants de M. Longchamp, et convaincu par nos expériences, que le silicate de chaux, quand il avait été exposé à l'air, pouvait produire une effervescence, nous ne nous sommes pas arrêtés au dégagement de gaz produit par les acides sur le résidu de l'évaporation ; nous avons considéré cet acide carbonique comme accidentel.

Deuxième preuve. — Anglada donnait comme une des preuves les plus convaincantes de la combinaison de l'alcali des eaux avec l'acide carbonique, le résultat des expériences suivantes :

Traitement par l'ébullition et par l'acide. « 250 centimètres cubes (il parlait de l'eau de Barèges) ont été transvasés, à l'aide d'un syphon, dans une fiole à médecine, à l'ouverture de laquelle on a immédiatement adapté un tube droit, effilé par le bas, et plongeant légèrement dans le liquide pour y introduire au besoin le réactif, ainsi qu'un tube recourbé destiné à établir la communication avec une série de deux flacons où était contenue de l'eau de barite. Le liquide a été élevé jusqu'à l'ébullition; cette température a été maintenue quelques minutes, sans qu'il se soit rien dégagé qui troublât la transparence du réactif. On a introduit alors dans la fiole une petite quantité d'acide sulfurique, étendue d'eau. Bientôt on a vu se dégager des matières gazeuses qui ont noirci légèrement et abondamment l'eau de barite du premier flacon. L'ébullition a été continuée pendant environ vingt minutes : lorsqu'on a pu penser que tout dégagement gazeux avait cessé, l'opération a été arrêtée; le liquide qui avait absorbé le gaz a été filtré subitement, et lavé à l'instant même avec beaucoup d'eau distillée, qu'on venait de faire bouillir, et encore très-chaude; l'appareil où s'opéraient les filtrations et les lavages était renfermé sous une petite cloche, dans le but de prévenir autant que possible le contact de l'air.

« Le filtre chargé de *carbonate de baryte* ayant été convenablement séché au bain-marie, étuvé et pesé, a été lavé à l'acide acétique faible, qui y a produit une vive effervescence et dissous la *presque totalité* du précipité. Lavé après cela, et séché de nouveau, il se trouvait avoir perdu 0 gr. 06 de carbonate de barite; 1000 centimètres cubes d'eau eussent fourni 0 gr. 24 cent. de ce carbonate, correspondant à 0, gr. 076 milligrammes de soude, pour former 0 gr. 129 milligrammes de carbonate de ce sous-sel. »

Cette expérience d'Anglada semble être sans réplique pour établir que l'alcali, dans les eaux minérales des Pyrénées, est à l'état de carbonate. Cependant, je la crois plus spécieuse que solide, et je vais essayer d'en combattre les conséquences.

Nous voyons d'abord que cette expérience n'est pas complète. Anglada n'a rien fait pour s'assurer d'une manière irrévocable de la nature du gaz qui se dégage des eaux sulfureuses pour se combiner avec la baryte. Il a négligé de noter son odeur, sa solubilité dans l'eau, son action sur le manganèse. Il a, de plus, négligé ce qui se passe dans l'eau bouillie, quand on la traite par un acide; il a négligé la portion insoluble du précipité.

J'ai répété plusieurs fois les expériences d'Anglada, en dirigeant le gaz, soit dans l'eau de chaux, soit dans l'eau de baryte, et j'ai vu constamment que le précipité se forme, comme il l'indique, avec les mêmes caractères apparents du carbonate de baryte. Cependant je ne me suis point hâté de tirer de ce fait la même conclusion que lui. J'ai observé :

1° Que lorsqu'on traite par un acide fort sulfurique ou hydrochlorique l'eau qui a bouilli à l'abri du contact de l'air, elle se trouble légèrement au moment où elle dégage le gaz qui se combine avec la baryte ou la chaux.

2° J'avais observé que le précipité, en se dissolvant sous l'eau, formait des bulles qui ne venaient jamais crever à sa surface quand on le traitait par un acide. J'avais vu, au contraire, que l'acide carbonique ne se dissolvait jamais complétement dans l'eau, quand on le dégageait d'un dépòt formé sous cette eau.

3° J'avais senti avec soin le gaz qui se dégageait quand on traitait le précipité formé avec la barite par un acide, et je lui avais trouvé une odeur de soufre qui brûle.

Je fus porté alors à admettre que le gaz qui se dégage de l'eau sulfureuse des Pyrénées, prise à la source et bouillie à vase clos, puis traitée par l'acide sulfurique ou hydrochlorique, était non de l'acide carbonique, comme l'avaient pensé Anglada et M. Orfila, mais de *l'acide sulfureux*. J'étais d'autant plus autorisé à émettre cette opinion, que je savais par expérience que ces eaux contiennent de l'oxygène qui ne se dégage pas par l'ébullition, mais qui se combine avec une portion du principe sulfureux pour former de l'acide hyposulfurique, qui se combine avec la soude à l'état d'hyposulfite de soude. J'avais, en outre, observé qu'en ajoutant un acide à cette eau bouillie elle se troublait légèrement, en dégageant le gaz; je pus admettre que l'hyposulfite de soude formé se décomposait, qu'il se dégageait de l'acide sulfureux, et qu'il se précipitait du soufre, comme cela arrive toutes les fois qu'on traite un hyposulfite par un acide.

J'aurais pu lever tous les doutes à ce sujet, si j'avais pu recueillir le gaz dégagé sur une cuve à mercure. Mais j'ai déjà dit qu'il ne m'avait pas été possible de faire cette emplette pendant mon voyage ; et comme j'avais observé que l'eau qui séjourne au contact de l'air absorbe de l'acide carbonique, je n'ai pas pu la répéter à Paris sur de l'eau transportée, car j'étais convaincu à l'avance que j'obtiendrais des résultats erronnés. J'attendrai d'être fixé près des eaux thermales, pour décider complétement la question : je recueillerai les gaz sur le mercure, je les traiterai par le bioxyde de manganèse (porté sur une baguette enduite de pâte), qui absorbera l'acide sulfureux, s'il en existe.

J'examinerai, en outre, si je trouve de l'acide carbonique, lorsque j'en aurai constaté la quantité, si cette proportion n'est pas en rapport avec la chaux, la magnésie et l'alumine, et si, au contraire, il y a un excédant d'acide carbonique qui serait combiné avec la soude; et je m'empresserai, si je me suis trompé, de rectifier mon erreur. Alors aussi peut-être je pourrai porter la conviction dans les esprits : aujourd'hui je ne peux élever qu'un doute.

Cependant je vais reproduire une expérience que j'ai faite, et qui pourra jusqu'à un certain point étayer l'opinion que j'ai émise.

J'ai dégagé de l'acide sulfureux en traitant du cuivre par l'acide sulfurique ; j'ai dirigé le gaz qui se dégageait (ayant eu la précaution auparavant de perdre tout l'air de l'appareil), soit dans l'eau de baryte faite à l'instant même, soit dans de l'eau de chaux récemment préparée. Il s'est formé dans les deux cas un précipité blanc pulvérulent de sulfite de chaux et de sulfite de baryte. Je les ai recueillis sur un filtre, et je les ai bien lavés à l'eau distillée, récemment préparée, ayant soin, pendant toutes ces opérations, de tenir l'appareil à l'abri du contact de l'air. Je les ai fait sécher à la chaleur du bain-marie ; je les ai traités par l'acide acétique faible : ils ont produit tous les deux une effervescence marquée. Le précipité formé par le sulfite de chaux s'est dissous en totalité; mais le précipité formé par la baryte a laissé un très-petit résidu, quoique la plus grande partie se soit dissoute. Cette portion insoluble était du sulfite basique et du sulfate de baryte qui pouvait s'être formé par l'oxygénation du sulfite de barite, ou par la volatilisation d'un peu d'acide sulfurique, quand on a produit l'acide sulfureux.

Nous avons vu qu'Anglada avait obtenu un résidu insoluble dans le filtre quand il avait traité par l'acide acétique le précipité formé avec la baryte et l'acide gazeux dégagé des eaux. Cette substance insoluble ne peut-elle pas aussi être du sulfate de baryte formé par les mêmes circonstances; avec du sulfite basique, qui peut se former par l'action de l'acide acétique qui partage le sulfite formé en sulfite acide soluble et en sulfite basique insoluble ?

---

§ V.

DES SUBSTANCES ORGANISÉES ET ORGANIQUES, AZOTÉES, DES EAUX SULFUREUSES DES PYRÉNÉES.

Les naturalistes avaient établi depuis longtemps que toutes les eaux thermales, aussi bien que les eaux froides, étaient le séjour d'un certain nombre de substances organisées, que les uns rangeaient parmi les plantes, les autres parmi les animaux, parce que, si l'on brûlait ces substances après les avoir desséchées, quelques-unes dégageaient des vapeurs empyreumatiques ammoniacales; et comme on croyait qu'il n'y avait que les substances animales qui renfermassent de l'azote, ils avaient été, pour ainsi dire, autorisés à admettre cette opinion.

Secondat, fils du grand Montesquieu, avait étudié, dès l'année 1750, la substance organisée qui se trouve dans le bassin de la place publique de Dax, dans les Landes, où la chaleur de l'eau s'élève à 50° Réaumur, ou 62 centigrades; il l'avait nommée *fucus thermalis*.

Sulh avait déjà, dès 1748, observé, à Bath en Angleterre, une substance analogue.

Thore assignait à cette substance les caractères suivants :

« C'est une substance polymorphe gélatineuse, vésiculaire, feuilletée, verte, lisse dans sa jeunesse, jaunâtre, hérissée, dans sa vieillesse, de crêtes disposées en réseaux, ce qui leur donne la ressemblance avec la tunique extérieure d'un estomac de ruminant.

« Beaucoup de crêtes de sa surface s'élèvent en cordes de quelques pieds de hauteur, et plusieurs des plaques de sa substance finissent par surnager; elle encombre bientôt les lieux qui l'ont vue naître, et contraint à les nettoyer. »

Vaucher, qui s'occupait avec soin de recherches microscopiques, et qui, le premier, débrouilla le chaos qui, jusque-là, avait confondu toutes les substances à filaments, admit que les eaux de la source dite d'*alun* des bains d'Aix, en Savoie, renfermaient cinq à six espèces d'oscillaires; et la description qu'il en donne me paraît d'autant plus exacte, que j'ai retrouvé toutes ces mêmes substances, avec les caractères qu'il leur assigne, dans des bassins situés derrière l'établissement de Bellevue à Bagnères-de-Bigorre; ce qui me fait penser aussi, *à priori*, que ces eaux d'alun ne sont pas sulfureuses, ou qu'elles ne doivent leur caractère sulfureux qu'à la décomposition d'un sulfate calcaire ou alcalin par la putréfaction de ces substances; car je n'ai jamais trouvé dans les eaux sulfureuses naturelles qu'une seule substance organisée, qui n'a aucun des caractères attribués par Vaucher aux oscillaires qu'il a observées à la source d'alun d'Aix.

M. Bory de Saint-Vincent, qui a fait depuis longtemps une étude spéciale des substances organisées microscopiques, a formé un règne spécial sous le nom d'*arthrodiées*, dans lequel il range ces substances filamenteuses dans diverses tribus, sous les noms de *conferves oscillaires*, *anabaines*, etc.

M. Longchamp et Anglada, qui avaient trouvé, dans le résidu de l'évaporation des eaux minérales sulfureuses, une substance organique azotée, et qui avaient vu qu'on trouvait dans les canaux et réservoirs de la plupart des sources sulfureuses, des substances, tantôt sous forme gélatineuse, tantôt sous forme de filaments blancs plus ou moins allongés, tantôt sous forme de magma diversement coloré, avaient confondu sous une même dénomination toutes ces substances qu'ils regardaient comme identiques, et comme le résultat du dépôt de la substance en dissolution. Ils se contentèrent d'attacher chacun un nom particulier à ce produit multiforme, et il s'éleva entre eux une grande discussion, pour savoir s'il fallait laisser à cette substance, le nom de *barègine* que lui avait donné M. Longchamp, parce qu'il l'avait observée pour la première fois à Barèges, ou celui de *glairine*, que voulait lui substituer Anglada, parce que, disait-il, « la substance qui se trouvait dans les canaux par où passait l'eau sulfureuse ressemblait à des glaires d'œuf, et que, comme la substance en dissolution était évidemment la même, il valait mieux lui donner le nom de *glairine*, diminutif de *glaires*.

Si, au lieu de disputer sur un mot, ces deuxchimistes eussent apporté avec eux un bon microscope, ils auraient évité toutes ces discussions, et auraient enrichi la science de faits qui auraient pu lui être utiles.

Anglada, surtout, n'aurait pas employé plus de cinquante pages à réfuter, sans succès et sans le moindre intérêt, l'opinion des naturalistes; il se fût convaincu, comme j'ai pu le faire, qu'il existe dans toutes les sources d'une certaine température des substances organisées d'une structure particulière, dont la forme, les habitudes et la couleur varient suivant les substances salines ou sulfureuses contenues dans les eaux, et suivant les diverses températures que ces eaux ont en sortant de terre, ou peuvent acquérir par le refroidissement spontané ou opéré par des mélanges d'eau froide.

M. Lonchamp, de son côté, n'aurait pas considéré comme une seule et unique substance qui peut s'altérer par les mélanges d'eau froide, et la conferve qu'on trouve dans les eaux sulfureuses d'une certaine température, et les oscillaires qu'on rencontre dans certaines eaux de Bigorre, et les anabaines et nostocs qu'on trouve dans les eaux de Vichy, de Néris, etc.

Je vais d'abord m'occuper ici de la substance qu'on trouve en dissolution dans les eaux sulfureuses; je parlerai ensuite de deux autres qu'on trouve sur leur passage, ou dans leurs bassins. Je démontrerai que si l'une des deux, la substance gélatineuse, peut être considérée comme un dépôt de la substance en dissolution, celle, au contraire, qui se voit sous forme filamenteuse doit en être distinguée.

Nous parlerons, en traitant des eaux salines, ferrugineuses et salées, des substances organiques qu'on trouve en combinaison avec les bases, comme l'acide crénique dans les eaux ferrugineuses de Bagnères-de-Bigorre, et de celles qui y sont en simple dissolution, de celles, enfin, qu'on rencontre sur leur passage.

Nous verrons que l'acide crénique joue dans les eaux ferrugineuses le même rôle que l'acide carbonique et sulfurique dans les eaux analogues, et qu'il ne faut pas recourir, comme le faisait M. Longchamp, dans ses analyses des eaux de Vichy, à l'hypothèse de la combinaison de la chaux avec le fer, celui-ci jouant le rôle d'acide, pour expliquer la dissolution de ces bases dans les eaux qui ne contiennent pas assez d'acide sulfurique ou carbonique pour opérer cette dissolution.

I.

DE LA SUBSTANCE AZOTÉE EN DISSOLUTION DANS LES EAUX MINÉRALES SULFUREUSES.

On trouve, avons-nous dit, dans *toutes* les eaux minérales sulfureuses naturelles, *quelle que soit leur température*, une substance azotée qui se trouve constamment dans le résidu de l'évaporation de ces eaux. Il est impossible, quels que soient les moyens employés, d'isoler cette substance de manière à l'obtenir pure.

Lemonnier, dans son analyse des eaux de Barèges, avait observé (lorsqu'il voulut reprendre après plusieurs mois le produit de l'évaporation de ces eaux, qu'il avait concentrées en volume cinquante fois environ moindre que leur volume primitif), dans le résidu qu'il avait placé dans un flacon bouché à l'émeri, une substance homogène sous forme de gelée, qui, placée sur des charbons ardents, répandait des vapeurs empyreumatiques ammoniacales.

Mais Lemonnier se trompait en prenant cette substance gélatineuse pour la substance azotée pure. Ces pellicules gélatineuses, qui se forment au fond des flacons où l'on a mis le résidu de l'évaporation de l'eau sulfureuse, sont un silicate de chaux très-hydraté, mêlé de sur-silicate de soude, qui entraîne avec lui une portion de la substance azotée, comme toutes les autres portions de ce résidu. Et comme ces silicates de chaux et de soude offrent un grand volume sous une petite masse, Lemonnier, en voyant disparaître presque en entier cette substance placée sur les charbons ardents, n'avait pas tenu compte du résidu. Il n'avait aperçu que la grande diminution de vo.ume, et les vapeurs que cette substance répandait.

Je ne rechercherai pas quelle peut être l'origine de cette substance. Tout ce que l'on a dit à ce sujet me paraît complétement hypothétique, et je n'aurais qu'une nouvelle hypothèse à ajouter à celles qu'on a faites avant moi. Je veux seulement établir que cette substance ne peut être le résultat de la décomposition de conferves, ou substances organisées azotées qui pourraient vivre dans le sein de la terre, dans les points ou passent ces eaux avant d'arriver à la surface du sol. Si cette substance était le résultat de la décomposition des conferves, on trouverait sans doute quelques-unes de ces plantes dans les tuyaux ou conduits verticaux qui amènent ces eaux à la surface, et l'on devrait en trouver dans toutes les eaux. Or, j'établirai plus bas que la conferve qui se développe dans les eaux sulfureuses ne se forme qu'au contact de l'air, et seulement dans les eaux d'une certaine température, inférieure à 55° ou 60° cent.

Si l'on examine avec attention les conduits de bois, ou autres, implantés verticalement dans le sol pour faire jaillir une de ces sources, on ne retrouve aucune trace de substance gélatineuse, ni de substance filamenteuse, qu'au point de ce conduit qui est en contact *avec l'eau et avec l'air*. Elles forment là un petit cordon plus ou moins étendu, qui ne se prolonge jamais au delà d'un demi-pouce à un pouce dans l'eau. Si l'on enlève ce cordon de substance, et qu'on examine avec soin, pendant des heures entières, l'eau qui remonte, jamais on ne la voit entraîner aucun vestige de substance filamenteuse. Quant à la substance gélatineuse, je n'ai jamais pu en voir non plus; mais Anglada prétend avoir mis, dans une circonstance analogue, un tamis de crin pour recueillir les substances qui seraient entraînées par l'eau, et avoir pu ramasser quelques flocons, à peine appréciables, d'une substance muqueuse. Cette observation ne me paraît pas établir que la substance muqueuse soit venue de l'intérieur de la terre; elle peut fort bien s'être rassemblée dans son tamis, par une espèce de dépôt ou d'agrégation de la substance qui est en dissolution dans les eaux. Anglada a laissé son tamis cinq à six jours dans la source, et il en faut quelquefois moins pour voir cette substance se reproduire dans les lieux où elle a l'habitude de se former.

Il cite aussi, à l'appui de l'opinion que quelques flocons muqueux peuvent venir de terre, l'expérience de Pillhes, qui envoya à Chaptal de la substance filamenteuse recueillie au robinet des bains du Couloubert d'Ax. Mais l'assertion est loin d'être fondée, car la source du Couloubert, dans laquelle on recueillit ces substances, ne jaillit pas de terre immédiatement au moment de sa sortie du robinet, elle coule pendant l'espace de 20 à 30 mètres dans un canal horizontal, dont elle remplit à peine le tiers de la capacité, et dans lequel elle est facilement en contact avec l'air; car ce canal est formé avec des tuiles en forme de gouttière, et débouche dans un réservoir qui n'est pas hermétiquement fermé. D'un autre côté, la température de cette eau permet à la conferve que j'ai nommée *sulfuraire* de se développer sur son passage. J'ai voulu vérifier l'exactitude de ce fait: j'ai fait découvrir ce canal de conduite, et je l'ai trouvé rempli, dans tout son fond, de cette conferve, qui, en partie décomposée, avait pris un aspect puriforme blanchâtre à sa surface, et noirâtre dans son fond. Elle était filamenteuse seulement sur les bords.

Quand on plonge le bras dans un de ces conduits verticaux qui amènent immédiatement l'eau de bas en haut, et qu'on nomme *pompe* dans les établissements des Pyrénées, on ne peut enlever en grattant avec l'ongle aucune espèce de substance, et l'on ne trouve en frottant avec la pulpe du doigt aucune sorte d'onctuosité, tandis que l'eau que l'on puise dans ces pompes, même profondément, contient en solution la substance azotée qui se retrouve dans le produit de l'évaporation, et qui dégage, par sa calcination, des vapeurs empyreumatiques ammoniacales. J'ai répété ces expériences sur de l'eau sortant de la terre à des degrés très-différents, depuis 12° centigrades, comme à la source de Labassère, près de Bagnères-de-Bigorre, à 30°, comme à Lès, dans la vallée d'Aran, à 45°, comme à Pause de Cauterets, jusqu'à 70°, comme à la pyramide d'Ax: il n'y avait de différence entre ces sources que la présence de la conferve au contact de l'air dans les trois premières sources, et son absence dans la quatrième. Je prouverai bientôt que cette différence tient à une circonstance de température, trop élevée dans la dernière.

Tous mes efforts pour reconnaître la quantité que chaque source contient de cette substance par litre d'eau ont été inutiles. Les divers procédés de dessiccation que j'ai voulu mettre en usage pour dessécher le résidu qui la renferme ont été sans succès : plus je desséchais, plus le résidu perdait de son poids ; de sorte que je ne savais réellement à quel point m'arrêter pour comparer le poids du résidu avant et après la destruction de cette substance par la calcination, et pour déterminer le poids réel de cette substance.

J'ai consulté les chimistes les plus habiles, et tous m'ont dit qu'ils ne croyaient pas que je pusse arriver à des résultats exacts.

Si nous examinons, en effet, le moyen employé par Anglada, pour déterminer le poids de cette substance, nous voyons combien il est défectueux : il chauffait pendant plusieurs heures le résidu de l'évaporation à la chaleur du bain-marie, il déterminait le poids de ce résidu par deux pesées successives égales, il calcinait ce résidu ; ensuite il y ajoutait quelques gouttes d'eau, il le chauffait de nouveau au bain-marie, il déterminait le nouveau poids de ce résidu par deux pesées successives égales, il soustrayait le second poids du premier, et la différence équivalait, pour lui, à la quantité de substance azotée existant dans les eaux.

Cette manière de procéder n'offre aucune garantie. Comment peut-on croire que les sels mêlés à une substance organique ne retiendront pas plus facilement une plus grande quantité d'eau que ceux qui en sont débarrassés. Cette substance organique, quand elle existe dans le résidu concentré, doit former une espèce de réseau qui retient facilement l'eau dans ses mailles, et ce qui le prouve, c'est qu'Anglada, qui a voulu aussi établir le poids de la substance gélatineuse desséchée, et j'ai tout lieu de penser que la substance en dissolution dans les eaux, et la substance gélatineuse sont analogues, si non identiques, pouvait faire perdre, à cette substance isolée, 98 pour cent d'eau, en la desséchant fortement. Nous voyons en outre qu'Anglada, qui croyait avoir trop desséché ce résidu, se trouvait obligé d'ajouter quelques gouttes d'eau pour rétablir l'équilibre. Je crois, d'après cela, qu'Anglada nous a donné le plus souvent dans ses analyses une quantité approximative comme poids réel. Pour moi, je m'abstiendrai de donner dans mes analyses le poids de cette substance, ne croyant pouvoir présenter rien d'exact à ce sujet.

II.

SUBSTANCE GÉLATINEUSE AMORPHE DES EAUX SULFUREUSES.

Quand on pénètre dans les réservoirs, dans lesquels une masse d'eau séjourne plus ou moins longtemps, et dans les cavités souterraines creusées dans les flancs des montagnes pour donner issue à une source sulfureuse, on remarque une substance gélatineuse, amorphe, n'offrant aucune trace appréciable d'organisation; cette substance tapisse, comme l'a très-bien fait observer M. Longchamp, le fond de ces réservoirs et leurs parois dans les points que l'eau quitte et baigne alternativement. Il semble que chaque fois que l'eau passe sur ce mur, elle laisse des couches extrêmement minces, de cette substance, qui s'augmentent continuellement par de nouveaux dépôts, et qui, pouvant acquérir jusqu'à plusieurs pouces d'épaisseur, ne sont cependant jamais feuilletées. La substance qu'on trouve dans les cavités par où l'eau suinte du plafond par petites gouttelettes, en forme de stillicides, prend une apparence stallactiforme, analogue à ces petits stallactites qu'on observe dans les grottes calcaires. On y voit très-bien une espèce de tube, avec un petit canal intérieur, pour conduire la gouttelette d'eau (Voy. *fig.* 1, *planch.*). Quand on examine au microscope, même avec la lentille qui grossit le plus, cette substance, au moment où on la recueille sous forme de plaques ou de tubes, on n'y trouve, quand elle est recueillie sous l'eau, ou qu'elle en est constamment humectée, aucune trace d'organisation. C'est comme si l'on avait sous le microscope une parcelle de gelée, formée avec le suc d'un fruit, comme la gelée de groseille ou de pomme.

Cette substance est ordinairement limpide, incolore, et offre assez de ressemblance avec les corps vitrés de l'œil. Si cette substance repose sur du bois ou sur des schistes ferrugineux ou carburés, elle se colore plus ou moins fortement, et prend des teintes qui varient depuis l'opale jusqu'au brun.

Si cette substance est exposée au contact de la lumière, dans des flacons qui contiennent de l'eau de la source et un peu d'air, on voit, après quelque temps, s'y former de petits granules à peine perceptibles. Ces granules peu à peu acquièrent de l'accroissement, et l'on voit qu'après quelques mois il s'y est développé des filaments blancs d'une extrême ténuité, dont on ne peut pas bien apercevoir la structure, mais qui pourraient bien n'être qu'un état avortif de la conferve que je vais bientôt décrire. Je pris, il y a trois ans, de cette substance, que je fis extraire du réservoir de la source du Rey, qui n'avait aucun filament quand je la recueillis, et qui en avait acquis lorsqu'elle fut examinée à Paris quelques mois après.

Je suis moi-même entré, cette année, dans le réservoir du Rey; j'ai trouvé de cette substance gélatineuse, qui était située hors de l'eau, dans une disposition que je crois devoir indiquer.

La source du Rey coule, dans son réservoir, par un petit canal horizontal dont la paroi supérieure manque dans l'espace d'un demi-pied environ dans le moment de son entrée dans ce réservoir.

La paroi supérieure du canal était remplacée par une couche d'un demi-pouce d'épaisseur de cette substance gélatineuse, et l'eau coulait au-dessous. Cette couche qui semblait s'être développée par extension d'un bord à l'autre du canal, jusqu'à la réunion complète des deux parties qui formaient une espèce de pont pour laisser passer la source, plus petit, mais analogue à celui qu'on remarque dans la source incrustante des environs de Clermont; avec cette différence, que l'un est formé par une substance gélatineuse, et l'autre par une substance calcaire, mais ténues d'abord, toutes les deux en dissolution dans les eaux.

Cette substance, située en partie au-dessus de l'eau, contenait déjà en place quelques rudiments de filaments blancs évidemment avortés, pour ne pas s'être trouvés dans des circonstances qui auraient pu favoriser leur développement.

Je suis porté à penser, d'après le mode de formation de cette substance, qui se développe à la manière des substances calcaires dans les eaux chargées de bicarbonate de chaux, qu'elle est un dépôt de la substance en dissolution, et je ne peux admettre, comme l'a dit M. Séguier fils en 1836, que cette substance gélatineuse soit le résultat de la décomposition de la substance filandreuse (1).

Si M. Séguier eût examiné avec soin la galerie dans laquelle coule l'eau de Richard-Nouvelle, et qui venait d'être creusée peu de temps avant son arrivée à Luchon, il aurait vu qu'il existe au fond de cette galerie plusieurs suintements d'eau sulfureuse qui s'écoulent du plafond en forme de stillicide; qu'il existe un tube stallactiforme comme ceux que j'ai décrits plus haut, à chaque point d'écoulement; que ces tubes sont entièrement isolés de la substance blanche filamenteuse qui existe, au contraire, dans le plancher de la galerie. On ne peut pas supposer que les filaments du plancher soient allés se fixer à la voûte pour s'y décomposer. Cette galerie, qui n'existait que depuis quelques mois lorsque je l'ai visitée, contenait une grande quantité de substance gélatineuse, n'offrant aucune trace d'organisation quel que fût le grossissement du microscope employé, tandis que je conserve dans l'eau de la source même de la substance filamenteuse depuis trois ans, qui, quoique un peu altérée par ce laps de temps, n'offre pas l'aspect de la substance gélatineuse, et présente d'une manière très-appréciable des traces évidentes d'organisation.

---

(1) Compte rendu de l'Institut, 1836.

Ne pouvant connaître l'origine de la substance qui est en dissolution dans les eaux sulfureuses, et la substance gélatineuse étant à mes yeux un simple dépôt formé par agrégation des molécules de la première substance, je ne rechercherai pas non plus quelle est son origine primitive ; je ferai seulement remarquer que l'on trouve dans toutes les eaux froides ou chaudes, de source ou de rivière, une substance qui peut varier à chaque espèce de source ou qui peut offrir des caractères analogues, mais non identiques. Tout le monde sait que si l'on se déchausse pour passer une rivière à gué, les pieds glissent sur les cailloux d'une manière quelquefois assez forte pour compromettre l'équilibre. Ces cailloux ne doivent leur propriété glissante qu'à un enduit d'une substance, en dissolution dans les eaux, qui se dépose sur ces cailloux, en formant des couches plus ou moins épaisses qui les enveloppent. L'origine de cet enduit n'est pas plus connue que celle de la substance gélatineuse des sources sulfureuses. Plusieurs auteurs l'ont attribuée à la décomposition des divers animalcules qui existent dans toutes les eaux; mais, dans ce cas, comment se fait-il que cette substance gélatineuse soit si abondante dans les eaux sulfureuses et si rare dans d'autres eaux de même température, mais d'une différente constitution. Il existe encore sur cette question un mystère aussi impénétrable que dans la première. Je crois qu'il faut se contenter d'étudier les circonstances dans lesquelles on trouve cette substance, d'étudier ses propriétés; mais qu'il faut abandonner, jusqu'à ce que la science ait de nouveaux faits, la recherche de son origine; il n'existe que des hypothèses sur ce point, et je me garderai d'en ajouter une autre qui serait aussi inutile que les précédentes.

Je crois devoir rapporter une circonstance du dépôt de la substance gélatineuse dans les eaux sulfureuses : lorsque, dans un réservoir qui contient une eau sulfureuse d'une certaine température, il existe des suintements d'eau de bas en haut d'une eau d'une température différente, il se forme dans tous les points de ce réservoir où existent ces petits suintements verticaux, de petits dépôts de substance gélatineuse sous forme de tubes, ayant assez d'analogie pour leur forme avec des tubes artériels, qui adhèrent par leur extrémité inférieure au plancher du réservoir, et qui flottent par l'autre librement dans le liquide. Les bulles de gaz azote qui se dégagent presque constamment de ces filets passent par leur intérieur et maintiennent le calibre continuellement dilaté. Ces tubes peuvent offrir depuis une ligne jusqu'à huit et dix lignes de diamètre, et de deux à trois lignes jusqu'à plusieurs pouces de hauteur.

J'en ai trouvé plusieurs dans la source du Teich, dite n° 4, à Ax. Les parois de ces tubes, examinés au microscope, n'offrent aucune trace d'organisation, et ils ne peuvent, par conséquent, être confondus avec les tubes que forment la conferve qu'on désigne sous le nom d'*anabaina monticulosa,* qu'on trouve dans les bassins de quelques thermales salines, malgré l'espèce de ressemblance extérieure et malgré quelques circonstances de développement qui semblent les rapprocher. En effet, quand on examine les tubes d'*anabaina monticulosa*, on voit que leurs parois sont formées par un feutrage de tubes d'un très-petit diamètre, il est vrai, mais facilement perceptibles.

Je ne donnerai pas un nom particulier à cette substance gélatineuse; je lui laisserai le nom de *barégine* que lui a donné M. Longchamp, je la distinguerai seulement de la suivante, et je lui ôterai le nom de glairine, parce qu'elle ne provient pas des glaires blanches, et qu'elle n'est pas la même substance.

III.

DE LA SUBSTANCE BLANCHE FILAMENTEUSE DES EAUX SULFUREUSES DES PYRÉNÉES, OU DE LA SULFURAIRE.

Quand on examine les conduits par lesquels passent certaines sources sulfureuses, on les voit tapissés d'une substance filamenteuse, très-onctueuse au toucher.

Cette substance, qui a été confondue jusqu'ici par les chimistes avec la substance gélatineuse dont nous venons de parler, doit en être distinguée avec soin, d'abord, parce que l'une étant un dépôt d'une substance en dissolution, et par conséquent non organisée, ne doit pas être confondue avec une substance dont l'organisation est déterminée et dont les habitudes peuvent être étudiées; en second lieu, parce que, d'après la confusion qu'on avait faite de ces deux substances, on avait jugé de la quantité de la substance en dissolution par la quantité de celle qu'on voyait sur le passage de ces sources; et, comme il paraît très-vraisemblable qu'une substance azotée qui se trouve en si grande quantité en dissolution dans les eaux sulfureuses, n'est pas sans effet sur l'économie animale, il ne faut pas jeter par une fausse induction une défaveur sur les eaux qui ne présentent pas de cette substance blanche, en concluant qu'elles ne doivent, par conséquent, pas tenir en dissolution de la substance azotée.

La substance en dissolution se trouve, avons-nous dit, dans toutes les eaux sulfureuses des Pyrénées, et elle y existe dans des proportions qu'il nous a été impossible de déterminer exactement, mais qui nous ont semblé, par la couleur noire que prenait le résidu par la calcination, être à peu près en rapport avec la proportion du principe sulfureux. Nous allons voir, au contraire, que la substance blanche, à laquelle j'ai cru devoir donner le nom de *sulfuraire* parce que je ne l'ai jamais rencontrée que dans les eaux sulfureuses, ne suit pas le rapport de ce principe, quoique sa présence soit indispensable.

Dans l'examen que je fis des sources des Pyrénées, relativement à cette substance, je fus d'abord assez embarrassé pour apprécier les circonstances de son développement. Il y avait des localités qui en présentaient à toutes les sources, tandis que d'autres localités en montraient dans quelques-unes et n'en présentaient pas dans d'autres.

Telles sources qui contenaient à peine des traces de principe sulfureux, comme la source Blanche à Luchon, la source Chaude de Lès, dans la vallée d'Aran, les source de l'Arressec, de Baudot des eaux chaudes, offraient, dans tous les points de leur passage, une grande quantité de cette substance. Telles autres sources très-sulfureuses, comme la Grotte supérieure de Luchon, la source des Canons d'Ax, n'en offraient aucune trace.

D'un autre côté, les sources de Cadéac, de Labassère, très-sulfureuses, contenaient, dans tous leurs conduits, une quantité prodigieuse de cette substance, et la source de l'Étuve de la place de Breil d'Ax, peu sulfureuse, n'en contenait pas du tout.

Je vis d'abord qu'il ne fallait établir aucun rapport entre cette substance et la quantité du principe sulfureux.

Mais, en reportant mes regards sur les observations que j'avais faites, je crus reconnaître qu'il existait un rapport de la sulfuraire avec la température des sources, non que cette substance soit plus abondante dans celles qui sont très-chaudes ou très-froides, mais je crus remarquer qu'elle aimait à vivre dans une eau d'une température moyenne. En effet, on en trouve beaucoup aux eaux Chaudes, dans toutes les sources ; il en existe un peu moins à Mainvieille que dans les autres, quoiqu'elle soit de la même nature : ces sources s'élèvent de 11,50 à 36° centigrades.

On en voit beaucoup aux eaux de Bonnes, soit dans la source Vieille qui marque 33° 50 centigrades, soit à la source du Bois, qui ne s'élève qu'à 11° environ centigrades.

La source de Labassère en offre beaucoup, 12° centigredes ; les sources de Saint-Sauveur, de Cadéac, de Gripp, nous en présentent aussi : ces sources s'élèvent de 7° à 34° 50′ centigrades.

A Cauterets, la source de Bruzant, de Pause-Vieux, du Petit-Saint-Sauveur, sont celles où l'on en remarque le plus, avec la Raillère : ces sources sont entre 32° 50′ centigrades et 45° à 48 centigrades. Ces dernières n'en laissent apercevoir qu'après avoir parcouru un certain trajet. Le Pré et les OEufs n'en offrent pas la moindre trace à leur source ; mais, lorsque la source du Pré a été tempérée dans un réservoir où l'eau descend jusqu'à 25° centigrades, elle en contient une grande quantité. Lorsque le Gave mêle ses eaux avec la source des OEufs, cette substance se montre encore.

A Barèges, toutes les sources en ont, sauf la grande douche.

A Bagnères-de-Luchon, il n'y avait autrefois que les sources dites *Blanches*, qui avaient de 25 à 30° centigrades qui en présentassent. C'est même à cette substance, comme le dit Campardon, que le nom de ces sources était dû. Aujourd'hui on en voit beaucoup dans la source Richard-Nouvelle, 38° centigrades; à la Grotte supérieure, qui de 61°, 50' centigrades qu'elle avait, quand elle n'en offrait aucune trace, est descendue à 47° centigrades. Cette dernière température ne paraît pas être même celle qui convient le mieux à cette substance; car, dans son trajet, l'eau de la Grotte rencontre un petit filet d'eau froide qui ramène sa température dans ce point à 38° centigrades, et c'est précisément dans cette partie du conduit de la Grotte que la substance est en plus grande abondance.

Les autres sources de Luchon, quand elles se refroidissent, soit en se mêlant à l'eau froide, soit en séjournant à l'air, en présentent de longues traînées, comme on le voit dans un filet qui s'échappe de la source de l'Étuve et de Richard, et dans tous les points où les tuyaux se crèvent, principalement quand la température est peu élevée, comme en automne et en hiver.

Les sources chaudes, 30° et du Pré, 19°, en offrent beaucoup à Lés (vallée d'Aran).

J'ai remarqué dans cette localité un fait qui indique bien l'influence d'une assez basse température sur la production de cette conferve. Il existe derrière l'établissement une petite cabane dans laquelle jaillissent plusieurs filets qu'on a réunis ensuite dans un bassin commun. Un de ces filets monte verticalement par un tube prismatique; et de là, par un petit trop plein, se rend dans le bassin ci-dessus indiqué; mais avant de s'écouler, il reçoit un autre petit filet qui tombe en cascade d'un autre petit conduit horizontal. Il existe, au point de la surface de l'eau du premier conduit, un cordon d'un travers de doigt de large de substance blanche ou sulfuraire; mais dans le côté par où tombe la petite source horizontale, le cordon de substance blanche n'a plus seulement un travers de doigt, mais il s'étend de 4 ou 5 pouces en profondeur.

Cet arrangement de la substance peut aussi, dans cette circonstance, être attribué à une autre cause, c'est que, la sulfuraire ne pouvant exister qu'au contact de l'air, et la petite cascade que forme la source horizontale, introduisant par sa chute un grand nombre de bulles d'air dans le canal de l'autre source, mais du côté seulement où elle tombe, elle permet à cette substance de pouvoir vivre dans l'eau, à une plus grande profondeur.

Ax est de toutes les localités celle qui m'a permis de mieux étudier l'influence de la température sur la production de la sulfuraire.

1° Toutes les sources qui sont au-dessous de 45° en offrent des quantités plus ou moins grandes : mais les autres sources qui s'élèvent depuis 60 jusqu'à 75, 70° centigrades n'en offrent pas le plus petit vestige, on trouve sur le passage de celle-ci un dépôt jaunâtre, pulvérulent, qui est du soufre pur. Ce corps séché brûle avec une flamme bleue, répandant en brûlant une odeur d'acide sulfureux, sans mélange d'odeur empyreumatique ammoniacale, et sans laisser de résidu. Nous avons dit à quoi tient ce dépôt de soufre.

Il existe à Ax trois localités où se trouvent groupées les sources sulfureuses, le Teich, le Breil ou le faubourg et le Couloubret.

2° Il y a plusieurs sources dans l'établissement du Teich, et notamment deux très-chaudes : l'une, l'Étuve, fait monter le thermomètre centigrade à 70° 50′; l'autre, la Pyramide, à 62°. On ne trouve sur le passage de ces deux sources aucune trace de substance blanche filamenteuse.

Cette source, dite de l'Étuve, se perd par un canal horizontal d'une capacité de cinq à six fois plus grande que son volume, dans un petit bras de rivière, qui, plus loin, concourt à former l'Arriége. Dans tout le trajet de ce canal, on trouve un dépôt jaunâtre pulvérulent de soufre, sans aucun vestige de sulfuraire ; mais, *au point de contact de l'eau de cette source et de l'eau de la rivière,* on voit de grandes plaques *de substances blanches,* filamenteuses, qui recouvrent toutes les pierres. Cette substance se trouve dans un lieu d'une température moyenne, de 15 à 30°, et tant que le mélange des deux eaux conserve les traces du principe sulfureux.

En octobre 1835, la rivière *baignait largement* le pan de mur où vient se terminer le canal qui conduit l'eau de cette source et la substance blanche, se trouvait *immédiatement au point de contact des deux eaux.*

Au mois de juillet 1836, la rivière *était très-basse*, et ce n'était que par instant que quelques flots allaient baigner le pied du mur; aussi la substance blanche *ne se trouvait elle plus* au point du contact immédiat des deux eaux, qui formaient une température moyenne de 55° centigrades; mais elle s'était retirée dans le milieu du lit de la rivière où la température moyenne était de 15 à 25°.

L'hiver de la même année, l'eau de la rivière *s'étant accrue*, la substance s'était *rapprochée du mur*, où la *température moyenne* se trouvait être de 15 à 25°, comme mon ami, M. Astrié, inspecteur des eaux d'Ax, me l'apprit, sur la demande que je lui en avais faite, d'après la prévision, presque certaine, que j'en avais.

Dans l'été de 1837, les choses sont revenues dans le même état que dans l'été de 1836; et je viens de recevoir une lettre de M. Marcaillou, pharmacien distingué d'Ax, qui m'apprend que l'eau *ayant repris son niveau*, vers la fin de l'automne, la substance s'était de nouveau rapprochée du mur.

Dans toutes ces circonstances, *quoique mêlées à de l'eau froide*, les eaux de la source de l'Étuve avaient conservé la sulfuraire dans un *état de blancheur parfait*, ce qui nous servira, avec d'autres faits, à réfuter l'opinion de M. Longchamp, qui attribue au mélange d'eau froide la couleur brunâtre ou verdâtre que prend, dans quelques cas rares, cette substance.

3° Les baignoires de l'établissement du Teich sont, en partie, alimentées par la source de l'Étuve qui conserve toute sa chaleur jusqu'au moment où elle tombe dans le bain; mais comme cette température serait beaucoup trop élevée, on la mêle dans la baignoire avec de l'eau de la rivière. Les deux eaux arrivent dans la baignoire par deux petits conduits en bois, qu'on bouche avec des mandrins garnis d'étoupes, qui permettent à l'eau de s'échapper continuellement, sous la forme de stillicide, et par gouttes, le long du mur du cabinet de bains et le long des parois de la baignoire. Ces deux petits conduits, situés tantôt sur une ligne horizontale, parallèlement l'un à l'autre, tantôt sur une même ligne verticale, sont séparés de plusieurs décimètres. Tant que le stillicide de chaque source arrive isolément dans la baignoire, il ne se trouve sur leur trajet aucune trace de substance blanche; mais dès que les deux filets d'eau se réunissent de manière à donner lieu à un mélange d'une température de 15 à 40° centigrades, il se forme, sur tout le trajet, un cordon de substance blanche ou de sulfuraire, depuis le point de rencontre des deux eaux jusqu'au fond de la baignoire, et ces traînées de substance conservent leur couleur blanche indéfiniment.

4° On voit sur plusieurs parties du lit de la petite rivière qui passe entre la place du Couloubret et la place du Breil de larges plaques de substance qui ont plus ou moins d'étendue, et chacune d'elles correspond à un petit griffon d'eau sulfureuse qui sourd de ce point.

Je crois avoir assez établi la nécessité d'une température moyenne, qui s'élève de 7° à 44° centigrades environ; mais dont je n'ai pu encore préciser exactement le chiffre, pour permettre à la substance blanche ou sulfuraire de se former.

Je vais maintenant établir qu'il est indispensable aussi qu'une source contienne du soufre, ne serait-ce que des traces souvent insensibles aux réactifs ordinaires, pour qu'elle puisse se développer.

Il existe à Luchon une source, que l'on nomme *la froide,* qui naît à côté de la blanche, dans le fer à cheval situé au sud-ouest de l'établissement.

Les baigneurs attachaient un grand prix à pouvoir mettre dans leurs bains une partie de la *source blanche,* qui passait pour supérieure aux autres, à cause de ces filaments blancs qui s'y trouvaient en abondance par suite de sa température, 22° centigrades. Pour satisfaire à leurs fantaisies, comme cette source blanche était peu abondante, les fermiers des bains avaient pratiqué une communication qui permettait facilement le mélange des deux eaux, de façon qu'une partie de la froide passait avec la blanche, et une très-faible quantité de la blanche se mêlait à l'eau froide. La quantité du principe sulfureux était si petite qu'elle était inappréciable par les réactifs les plus sensibles. Le nitrate de plomb et le nitrate d'argent précipitaient en blanc, et j'en avais conclu que ni l'une, ni l'autre de ces sources ne contenaient aucune trace de principe sulfureux. Cependant la présence de cette substance me fit tenter de nouveaux essais : je plaçai dans le courant de ces deux sources un papier blanc, imprégné d'une solution d'acétate de plomb. Pendant les premières heures, ce papier conserva sa couleur blanche; mais après trois ou quatre heures, il devint d'un blanc sale, et après vingt-quatre heures, la teinte brune était sensible.

Après les fouilles de 1836, la source blanche, qui n'était qu'un mélange d'un petit filet échappé de la Reine avec de l'eau de la source froide, disparut comme la Reine elle-même, qui alla reparaître plus loin sous le nom de *Reine-Nouvelle*. Mais la source froide alors, n'ayant plus de mélange avec la blanche, et se trouvant réduite à ses propres principes, qui n'ont rien de sulfureux, ne présenta plus aucun filament blanc de sulfuraire. Il s'y développa, au contraire, une espèce de plante qui n'a aucun rapport avec elle. Cependant cette source froide conserve encore une température dans laquelle la sulfuraire pourrait se plaire, puisqu'elle marque 17° centigrades, et quoique aussi cette *eau laisse dans son résidu une substance azotée* qui s'y trouve en dissolution.

Les sources d'Ussat, qui contiennent en dissolution une substance azotée qu'on y trouve en assez grande abondance, ne présentent pas la moindre trace de sulfuraire, mais laissent voir dans le conduit de décharge des bains deux autres plantes, dont l'une est une espèce de Chara et l'autre une Zygnema.

Je pense que, dans les sources que l'on nomme sulfureuses dégénérées, qu'on regarde comme ayant perdu tout leur principe sulfureux, dans lesquelles cependant la substance blanche se trouve, on pourrait encore reconnaître quelques traces de ce principe, en agissant avec le soin que j'ai mis à Luchon. J'ai trouvé dans l'établissement du Breil d'Ax une source dite n° 7, pouvant être considérée comme une sulfureuse dégénérée, qui contient de cette substance et qui précipite en blanc par les sels de plomb et d'argent qui, cependant, avec le papier blanc de plomb, a donné une teinte d'un blanc sale, après plusieurs heures de contact. Il en est de même de la source Bruzaut de Cauterets, descendue au village.

Je me crois autorisé à admettre, d'après ces faits, qu'il faut pour que la sulfuraire puisse exister, *trois* circonstances *indispensables :* 1° une température au-dessous de 50°; 2° la présence d'un principe sulfureux; 3° d'une substance azotée en dissolution dans l'eau. Deux des circonstances ne suffisent pas, puisque dans les eaux très-chaudes, malgré le soufre et la substance azotée, on n'en rencontre pas, et dans les eaux non sulfureuses on n'en trouve pas non plus, malgré la température modérée et la présence de la substance azotée. D'où il faut conclure que dans les sources sulfureuses, il est toujours facile de déterminer le développement de cette substance, en ramenant la température par des mélanges d'eau froide de 15 ou 40°; il faut aussi, comme quatrième circonstance indispensable, le contact de l'air.

Après avoir parlé d'une manière générale de la sulfuraire, je crois devoir donner quelques caractères spécifiques qui distingueront cette substance de toute autre, quoiqu'elle ait les plus grands rapports avec plusieurs conferves ou autres substances qu'on trouve dans les lits des fleuves et des fontaines, mais qui sont de genres ou d'espèces différents.

Caractères spécifiques de la sulfuraire.

Cette substance que l'on pourrait confondre par quelques-uns de ces caractères, soit avec les Oscillaires, soit avec les Nostocs, mais surtout avec les Anabaines, s'en distingue cependant par quelques traits spéciaux.

Elle est formée de filets extrêmement ténus, dont le diamètre varie suivant l'âge, de $\frac{1}{1200}$ à $\frac{1}{400}$ de millimètres. Leur longueur est extrêmement variable ; elle n'est quelquefois que d'un à deux millimètres, et d'autres fois s'étend à plusieurs centimètres.

Quand on examine d'une manière superficielle cette substance, on n'y voit que des filaments blanchâtres plus ou moins longs ; mais si, par un examen plus attentif, on veut étudier le mode d'arrangement de ces filaments, on est surpris de l'ordre et de la régularité qu'ils ont entre eux.

Ils se groupent autour d'un fragment de la substance gélatineuse, indiquée sous le nom de *barégine*, à laquelle ils adhèrent par une de leurs extrémités, tandis que l'autre flotte librement au gré du courant du liquide, dans lequel ils sont immergés. En se groupant ainsi, ils affectent diverses formes qui semblent dépendre de celle du fragment de barégine qui les supporte.

Tantôt ils forment sur les pierres qu'ils recouvrent une espèce de duvet cotonneux, comme on le voit dans les petits bassins où coulent continuellement des filets d'eau qui jaillissent en gouttelettes, comme dans les buvettes de Bonnes, de Saint-Sauveur, de Laraillère, etc.; tantôt sous la forme d'un velours blanc, et si les filaments sont un peu plus longs, sous la forme d'une peluche blanche qui garnit les petites pierres et le bois des canaux qui conduisent les eaux (voyez *fig.* 6, *pl.*).

Tantôt elles prennent des formes plus régulières : on en voit sous forme de houppes à poudrer (*fig.* 2, *pl.*).

Tantôt sous la forme d'un plumet d'un épi (*fig.* 5, *pl.*). Quelquefois ces groupes ressemblent à des queues, à des crinières de cheval (*fig.* 7, *pl.*). Enfin, d'autres fois, on y trouve la régularité la plus parfaite : j'ai trouvé dans la petite rivière qui coule derrière les bains du Teich d'Ax, deux échantillons qui présentaient toute l'apparence d'une fleur radiée; le centre, comme dans tous les groupes, était formé de barégine. La circonférence était formée par les filets. Le premier, ressemblant très-bien à un pepin de pomme ou de poire, était fixé à un caillou par sa petite extrémité. Les rayons qui étaient d'une égalité parfaite étaient attachés à la réunion des deux tiers inférieurs avec le tiers supérieur. J'étais, quand je fis cette observation, avec MM. les docteurs Astrié, d'Ax et Rigal, de Gaillac; M. le colonel d'Exéat et M. Marcaillou, qui furent surpris, comme moi, de cet arrangement merveilleux. J'ai représenté ces échantillons de grandeur naturelle, vus de profil et par-dessus (aux *fig.* 3) et les mêmes échantillons grossis quinze à vingt fois (dans les *fig.* 4).

D'autres fois cette substance n'offre aucun arrangement particulier.

Lorsqu'on observe au microscope les filaments de ces divers groupes, on leur trouve une disposition intérieure identique; ils sont tous formés :

1° D'un tube simple transparent, très-uni, cylindrique dans presque toute son étendue, arrondi par son extrémité libre, sans aucune cloison apparente dans son intérieur.

2° De globules ou ovules arrondis qui garnissent *complétement* son intérieur. Ces petits globules sont moins transparents que le tube extérieur; ils se touchent par deux points de leur circonférence, ils *sont tous de la même grosseur dans toute la longueur du tube;* il semble seulement par la forme arrondie, légèrement conique que prend le tube à son extrémité, que les globules terminaux soient un peu plus petits que les autres (voy. *fig.* 8 et 9).

Il est facile de s'assurer que l'organisation que je viens de décrire est exacte, lorsque la substance commence à se décomposer ou lorsque l'époque de la régénération de cette plante est venue, on voit des tubes en partie vides, en partie pleins, et les globules qui manquent dans la longueur du tube s'aperçoivent facilement disséminés sur le porte-objet (*fig.* 9).

J'ai cherché à connaître le développement de cette substance, mais si je n'ai pu encore parvenir à vérifier son mode de fécondation, j'ai pu cependant suivre son développement depuis l'état de globule jusqu'à celui de conferve complète.

Ces globules, après être sortis du tube, s'agglomèrent au nombre de quelques-uns, se gonflent et finissent par se rompre par un point de leur circonférence; peu à peu on voit sortir par cette déchirure un tube extrêmement fin, dans lequel on ne peut encore apercevoir les globules; mais bientôt ce tube grossit et s'allonge, et présente tous les caractères de l'état adulte (*fig*. 10, 11 et 12).

Les filaments qu'on voit, à l'œil nu, sont des réunions d'un nombre considérable d'individus de cette conferve, qui ne sont bien perçus isolément qu'à l'aide du microscope.

Il est difficile de connaître le mode d'union de chacun des filaments avec la substance gélatineuse : tout ce qu'on peut apercevoir c'est qu'ils pénètrent dans son intérieur et qu'ils semblent se confondre avec elle (voy. *fig*. 8).

Cette substance gélatineuse est-elle le simple support de la substance filamenteuse qui s'y développe, comme une plante le fait sur la terre? Est-elle au contraire le premier rudiment de la conferve? Cette question à laquelle se rattachent les plus hautes considérations philosophiques me semble complétement insoluble encore.

M. Longchamp pense qu'il n'est pas plus difficile à l'oxygène, à l'hydrogène, au carbone et à l'azote de se réunir en tubes capillaires, sous l'influence des forces chimiques, que sous la forme de cristaux (1).

Pour moi je pense au contraire qu'il existe un intervalle immense entre ces deux phénomènes, tout l'intervalle qui sépare la vie de la mort.

La sulfuraire se distingue des Nostocs en ce que, dans la première, les filaments sont libres dans une grande étendue; tandis qu'au contraire ils sont toujours empâtés dans une mucosité visqueuse dans les Nostocs; en ce que, dans la sulfuraire, le tube est cylindrique et les globules égaux, tandis que, dans les Nostocs, le tube externe étant moulé sur les globules intérieurs, présente des étranglements entre chacun d'eux, et que dans ceux-ci le globule terminal se trouve souvent d'un

---

(1) *Annal. de physiq. et de chim.*, t. LXII, p. 146.

diamètre deux ou trois fois plus considérable que les autres globules.

Elle se distingue des oscillaires en ce que les ovules ont un diamètre égal dans tous les points de leur circonférence, tandis que les oscillaires ont le diamètre transversal des articles plus grands que le diamètre dans le sens de la longueur, et qu'il n'existe jamais de mouvement spontané dans la sulfuraire.

Il y a aussi une différence avec les anabaines, avec lesquelles on a voulu la confondre, ou si l'on veut la ranger dans cette tribu, c'est un genre nouveau. En effet, les anabaines qui ont pour caractère d'avoir un tube cylindrique, rempli de globules, qui se touchent par deux de leurs extrémités, présentent comme caractère spécifique d'avoir certains de ces globules placés de distance en distance, qui sont plus gros que les autres.

L'anabaine thermale qu'on a voulu donner comme habitant toutes les eaux thermales, sulfureuses ou autres, s'en distingue en ce qu'elle habite les eaux salines d'une très-haute température (source de Dax, 62° cent), tandis que la sulfuraire ne se trouve que dans les eaux sulfureuses de basse et moyenne température et ne pouvant jamais exister au-dessus de 45 à 50° centigrades au plus.

L'anabaine thermale existe au fond des bassins, puisqu'elle les encombre; la sulfuraire n'existe qu'au contact de l'air ou seulement couverte par un ou deux pouces d'eau, car elle est morte quand on la trouve dans le fond des bassins où le courant l'entraîne.

La sulfuraire qui est ordinairement blanche et qu'on a comparée à des blancs d'œufs durs à cause de cette couleur, peut prendre cependant, dans quelques circonstances, une couleur brunâtre d'un vert mal teint et quelquefois comme rougeâtre; c'est dans les circonstances où elle se trouve exposée au contact de la lumière directe et qu'elle est à peine couverte d'eau; c'est ce qu'on voit très-bien à Cauterets dans le canal de vidange de la source de César, située derrière l'établissement de Pause-Neuf. On voit que cette substance peut, en s'accumulant, prendre un aspect fibreux, qui la fait comparer, par quelques personnes, à de la chair musculaire. Elle prend dans ce canal une odeur fétide qui a assez d'analogie avec celle de la chair en putréfaction; mais ce n'est seulement que dans les points du canal qui reposent sur des planches, tandis que dans les parties où elle repose sur du granit ou du schiste, elle est complétement inodore, parce que la décomposition est retardée.

On voit très-bien dans ce canal que c'est l'action de la lumière qui donne cette couleur brune; car à sa partie supérieure, ce canal étant couvert par de larges ardoises, et l'action du soleil ne pouvant agir la substance conserve la couleur blanche qu'elle a dans tous les autres lieux.

Je ne comprends pas sur quels fondements M. Longchamp a pu établir que, cette substance devait sa couleur brune verdâtre au mélange de l'eau sulfureuse avec de l'eau froide. J'ai parcouru plusieurs fois toutes les localités qu'il a visitées dans les Pyrénées, et je n'ai pas trouvé un seul fait qui puisse justifier sa manière de voir; j'en ai trouvé beaucoup, au contraire, et notamment à Luchon, à Ax et à Gripp, qui lui sont complétement opposés.

Quand on conserve dans un flacon de la substance gélatineuse ou barégine, il se passe un fait assez remarquable, très-bien décrit par M. Longchamp. « J'ai conservé, dit-il, pendant cinq ou six mois, deux onces de barégine en gelée, dans un petit bocal de verre débouché, et j'ajoutais de temps en temps un peu d'eau, pour que la matière restât au même point d'hydration. La partie qui était en contact avec l'air ne s'est nullement colorée; mais ce qui est fort surprenant, c'est qu'elle s'est successivement colorée par le fond, et elle est enfin devenue parfaitement noire jusqu'à neuf à dix lignes de la surface. Cette couche supérieure ne s'est jamais colorée. Lorsque la coloration en noir a atteint son maximum, elle a successivement disparu, et la matière est redevenue incolore comme dans l'origine. Voilà un effet assez extraordinaire *et dont je ne vois pas la cause*; mais on peut croire que c'est par un effet semblable que l'on trouve la barégine diversement colorée dans les réservoirs. »

M. Longchamp ne pense pas qu'on puisse expliquer cette coloration noirâtre et sa disparition; je crois, au contraire, que cette explication est très-simple.

J'ai repris l'expérience de M. Longchamp, et j'ai vu que toutes les fois que je mélangeais la substance décolorée de la surface avec la substance noirâtre, toute la masse ayant par conséquent un aspect homogène, bientôt la substance de la surface se décolorait de nouveau; en remuant ainsi à plusieurs reprises la substance, de manière à renouveler la surface en contact avec l'air, cette substance en se décolorant constamment, a fini par donner à toute la masse un aspect blanchâtre, qu'elle n'a plus perdu même après trois ans de séjour dans un flacon.

Mais une circonstance qui n'a pas assez frappé M. Longchamp, et qui donne la clef de l'explication du phénomène, c'est que la barégine, qui est presque inodore quand on la met dans un flacon, acquiert en noircissant une odeur fétide, dans laquelle celle d'hydrogène sulfuré prédomine; et lorsque la substance noire est redevenue incolore, elle a perdu complétement toute odeur et principalement celle d'hydrogène sulfuré. Lorsqu'on traite la substance noircie par un acide, l'odeur d'hydrogène sulfuré devient encore plus vive, et il se produit une effervescence. Que s'est-il donc passé pendant tous ces changements? L'eau qui est en grande quantité dans les mailles, comme celluleuses de la barégine, puisqu'elle y existe dans la proportion de 98 pour cent, contient du sulfure sodique, du sulfate de soude et des traces de fer; en outre, les cendres de la barégine, quand on la brûle, contiennent une assez forte proportion d'oxyde de fer. Il se passe une réaction par laquelle tout le sulfate de l'eau passe à l'état de sulfure de sodium, par la décomposition de la substance organique qui s'empare de son oxygène. Ce sulfure cède son soufre au fer pour former du sulfure de fer, dont la couleur est noire; mais ce sulfure de fer, en contact avec l'oxygène de l'air, passe en partie à l'état de sulfate qui est incolore; et l'acide carbo nique de l'air, décomposant une partie du sulfure, chasse l'hydrogène sulfuré qui, en s'échappant, donne cette odeur si forte à la substance, et il se forme du carbonate de fer. Peut-être à son tour aussi, le sulfate de fer est-il décomposé en sulfure, jusqu'à ce que tout le fer soit repassé à l'état de carbonate ou d'oxyde.

Un phénomène analogue s'observe tous les jours dans les rues de Paris ; on voit, quand on dépave ces rues, que les pavés par leur surface inférieure et latérale sont couverts d'une boue noirâtre, qui doit cette couleur au sulfure de fer, et lorsque cette surface a été exposée quelques temps au contact de l'air, on lui voit perdre la couleur noire et l'on trouve dans la boue du sulfate de fer.

M. Braconnot signala, en 1832, dans la curure des égouts de Nancy, que c'était au sulfure de fer provenant de la décomposition des matières organiques, que la couleur noire était due, qu'elle se conservait indéfiniment sous l'eau; mais qu'ellé se perdait par le contact des boues avec l'air. Il signala aussi que lorsqu'on traitait cette boue noire par l'acide hydrochlorique, elle produisait une effervescence avec dégagement considérable d'hydrogène sulfuré et d'acide carbonique, comme on le remarque dans la barégine devenue noire.

La substance filamenteuse, quand elle s'accumule dans certains conduits, ou réservoirs où elle a été entraînée par le courant de l'eau et où elle séjourne un temps considérable, prend une teinte noire dans toutes les parties qui ne sont pas en contact avec l'air, et cette couleur me paraît due à la même cause en grande partie ; car je pense que comme cette substance est le résultat de la décomposition d'une matière organisée, elle peut fort bien se transformer en une espèce de substance ayant de l'analogie avec l'humus et l'acide ulmique ; mais j'ai besoin de faire de nouvelles expériences à ce sujet. Quand ces substances azotées sont décomposées, il s'y forme de nouvelles substances comme des chorda filum, des protonéma, etc., dont nous ne pouvons parler ici.

§ VI.

SOURCES SULFUREUSES NATURELLES RANGÉES D'APRÈS LA QUANTITÉ DU PRINCIPE SULFUREUX ÉVALUÉ POUR UN LITRE.

Plusieurs méthodes ont été suivies pour évaluer la quantité de principe sulfureux qui se trouve dans les sources sulfureuses, suivant quelles contiennent un sulfure ou un sulfhydrate de sulfure, ou quelles contiennent un sulfure avec de l'hydrogène sulfuré libre.

La petite portion de ce dernier gaz, que nous avons vu exister dans les eaux sulfureuses des Pyrénées, est trop peu considérable pour que nous ayons cru devoir la déterminer séparément, nous avons pensé, non qu'il fallait la négliger, mais qu'on pouvait la confondre avec le sulfure sodique.

M. Longchamp, qui a donné dans son *Annuaire*, publié en 1832, un tableau comparatif du principe sulfureux des principales sources des Pyrénées, s'est servi du sulfate acide de cuivre pour précipiter le soufre du sulfure à l'état de sulfure de cuivre, et quoique M. Longchamp soit arrivé à des résultats qui se rapprochent beaucoup des miens, je n'ai pas cru devoir me servir du même réactif pour les raisons suivantes :

1° En traitant par un sel acide, on risque de dégager une certaine quantité de gaz hydro-sulfurique résultant de la décomposition du sulfure.

2° Par ce réactif on forme un sulfure de cuivre qui, ayant la plus grande tendance par son exposition à l'air à se transformer en sulfate de bioxyde de cuivre, en absorbant l'oxygène de l'air, peut produire une augmentation de poids indéterminé ; car toute la masse ne sera pas transformée, et l'on ne connaîtra pas exactement quelle est la portion du sulfure qui a subi cette transformation.

Grothus proposa l'emploi du nitrate d'argent ammoniacal, dont il se servit avec succès dans quelques analyses.

Anglada, dans ses analyses des eaux sulfureuses des Pyrénées-Orientales, a suivi le procédé de Grothus : il précipitait par le nitrate d'argent ammoniacal; il recueillait le précipité sur un filtre, brûlait le sulfure avec son filtre pour obtenir l'argent métallique, reprenait cet argent par l'acide nitrique pour former du nitrate d'argent, il précipitait l'argent par un sulfure en excès, recueillait le précipité sur un filtre taré à l'avance, et il lavait convenablement ce précipité à l'eau distillée, desséchait bien le précipité dans son filtre, qu'il ramenait au même état d'hygrométricité, et, après avoir soustrait le poids du filtre, il déterminait, par le calcul, le poids du sulfure de sodium par le poids du sulfure d'argent.

J'ai suivi le procédé de Grothus et d'Anglada, avec quelques légères modifications qui m'ont semblé produire de meilleurs résultats.

1° Au lieu de faire de l'argent ammoniacal, j'ai vu qu'il valait mieux traiter par le nitrate d'argent, et ajouter aussitôt la quantité d'ammoniaque capable de dissoudre tout le chlorure et le sulfite d'argent formés aussi bien que les carbonates s'il en eût existé. En effet, si l'on n'ajoute pas une quantité d'ammoniaque en excès et qui doit varier suivant chaque source, il peut arriver, si une source contient une grande quantité de chlorure, que l'ammoniaque qui existe dans le nitrate d'argent ammoniacal soit insuffisante, à moins qu'on n'en ait ajouté un grand excès, qui devient inutile dans la plupart des cas. J'avais, en suivant le procédé d'Anglada, commis une grande erreur dans une source des Pyrénées, qui jouit d'une haute réputation ; cette source, qui contient plus du double de chlorure que toutes les autres sources sulfureuses des Pyrénées, est celle des Eaux-Bonnes; la quantité d'ammoniaque ajoutée à mon chlorure d'argent, et qui avait été suffisante pour toutes les autres sources des Pyrénées, ne l'était plus pour celle-là; mais de nouvelles expériences m'ont fait rectifier cette erreur. Je la signale, pour éviter à ceux qui voudront suivre le procédé d'Anglada, l'écueil contre lequel j'ai été me heurter.

2° Après avoir obtenu le précipité de sulfure d'argent et la solution des chlorures, des sulfites et des carbonates s'il en existait, je décantais, après un repos de vingt-quatre heures, l'eau surnageant le précipité, en la faisant passer sur un filtre pour retenir les molécules les plus fines qui pouvaient encore se trouver en suspension; je jetais ensuite le précipité sur le filtre et je le lavais à l'eau ammoniacale, jusqu'à ce que l'eau de lavage ne contînt plus la moindre trace d'argent.

Je me servais pour les lavages d'eau ammoniacale, et j'avais soin de tenir l'entonnoir qui contenait le filtre, couvert d'un disque de verre, pour empêcher que, par l'évaporation de l'ammoniaque, une partie du chlorure d'argent ne fut de nouveau précipitée sur le filtre, ce qui m'aurait fait commettre une erreur.

3° Après avoir fait dessécher convenablement le précipité dans son filtre, je le calcinais comme Anglada; mais au lieu d'agir dans un simple creuset, je préférais me servir d'un fourneau de coupelle, et je réunissais tout l'argent en un bouton unique, par le moyen d'une balle de plomb.

4° Je prenais le poids du bouton d'argent avec le plus grand soin, et pour être plus certain des résultats, je le faisais peser à la Monnaie avec des balances exactes (1). Je calculais la quantité de soufre qui devait être combinée avec cet argent pour former le sulfure d'argent, et j'en déduisais la quantité de sulfure ou de sulfhydrate sodique que contenait chaque litre d'eau.

Je voulus savoir quel degré d'exactitude fournissait ce procédé; je fis cinq opérations successives avec l'eau de la Grotte inférieure de Luchon, et j'obtins les résultats suivants :

---

(1) Je saisis cette occasion pour témoigner à M. Levol, qui a bien voulu faire toutes mes pesées, mes remercîments sincères pour l'exactitude qu'il a mise dans ces opérations et pour la bienveillance avec laquelle il m'a accueilli.

Grotte inférieure au robinet n° 17.

			gr.
1re	Expérience,	argent obtenu,	0,145
2e	—	—	0,145
3e	—	—	0,144
4e	—	—	0,142
5e	—	—	0,143
	Moyenne.		0,144

Nous voyons, d'après ce résultat, que nous avons une exactitude à $\frac{3}{1000}$ de grammes près (c'est-à-dire à $\frac{1}{18}$ de grain près).

Je crois pouvoir exposer avec confiance, dans le tableau suivant, les nombres que j'ai obtenus sur toutes les eaux minérales que j'ai étudiées; et pour que mon tableau soit plus complet, j'ai intercallé les nombres obtenus par Anglada, sur les eaux des Pyrénées-Orientales, en les classant à côté de ceux qui sont le plus près du chiffre qu'il a obtenu. (*Voy.* le 2e Tableau.)

Pour éviter toute cause d'erreur, j'ai réduit les nombres donnés par Anglada aux nombres fournis par le sulfure sec et anhydre, au lieu de prendre l'hydrosulfate de soude cristallisé qu'il avait adopté.

Comme lui et comme tous les chimistes modernes, j'ai admis que le sodium était représenté par le poids atomique 290,9200. Je ferai observer à ce sujet que M. Longchamp a cru devoir adopter le nombre 581,8400, qui est exactement le double de celui qui est généralement admis.

Cette remarque n'est pas inutile; car M. Longchamp, qui, dans son tableau, donne des chiffres beaucoup plus élevés que les miens, se trouve, au contraire, en réduisant le sodium à son véritable poids atomique, avoir donné des nombres qui sont un peu inférieurs, ce que j'attribue à la perte qu'il a dû éprouver par l'excès d'acide que contenait son sel.

D'un autre côté, M. Patissier et M. Boutron Charlard, qui ont formé un tableau composé avec les nombres donnés par Anglada (ayant soin cependant de soustraire l'oxygène et l'eau), avec ceux donnés par M. Longchamp (sans avoir la précaution de dédoubler le poids du sodium), et avec quelques nombres que je leur ai fournis, se trouvent avoir formé, dans la dernière édition du *Traité des eaux minérales* de M. Patissier, un tableau comparatif qui a besoin d'être rectifié d'après les données que je viens de signaler; sans cette précaution, il est plein d'erreurs.

Un résultat remarquable et qui démontre l'exactitude des opérations, à quelques petites erreurs près, c'est que les diverses sources des Pyrénées sont rangées par M. Longchamp et par moi dans le même ordre, quoique nous ayons tous les deux suivi des procédés différents pour parvenir au même but; ce qui prouve que, quoique les nombres absolus que nous avons donnés ne soient pas tout à fait exacts ni pour l'un ni pour l'autre, la place relative que chaque eau occupe dans la série est celle que nous avons assignée.

Les personnes qui ont étudié la chaîne des Pyrénées et la hauteur des différentes montagnes qui la constituent, doivent remarquer qu'il existe un rapport direct entre la quantité du principe sulfureux qui existe dans les eaux sulfureuses et le rapprochement du centre de la chaîne et des pics de roches primitives les plus élevées (*voy.* le 3e tab.).

Ainsi les sources qui contiennent la plus forte proportion de principe sulfureux sont celles de Bagnères-de-Luchon, dont la Grotte supérieure, celle qui en renferme le plus, en contient 0gr0601 par litre, et ces sources se trouvent situées en face de la Madeletta, la montagne la plus élevée des Pyrénées et le plus près du centre de la chaîne.

Le principe sulfureux va en diminuant, à l'est et à l'ouest de Luchon, jusqu'à la Preste, d'une part, et à Saint-Sauveur de l'autre; puis il se relève tout à coup à l'est, en face du Canigou, où les eaux minérales du Vernet sont les plus sulfureuses des Pyrénées orientales, et à l'ouest, en face du Vignemale, où la source des Espagnols de Cauterets reprend ce que semblait avoir perdu celle de Saint-Sauveur.

Ensuite, en allant vers l'Océan et la Méditerranée, le principe sulfureux diminue de nouveau, comme on le voit aux eaux Chaudes et à Vinça.

Pour mieux faire comprendre cette dégradation successive du principe sulfureux des eaux, je place un tableau dans lequel je mets parallèlement l'éloignement des eaux sulfureuses du centre de la chaîne, avec la quantité du principe sulfureux et les rapports avec les pics les plus élevés, formés de roches primitives (*voyez* le 3e tableau).

Il paraît y avoir une contradiction dans les eaux de Lès avec la loi que j'ai établie; car ces eaux, très-rapprochées du centre de la chaîne et de la Maladetta, ne sont pas plus sulfureuses que les eaux d'Ax, qui en sont plus éloignées; mais je ferai observer que dans chaque localité, à quelques exceptions près, dont il est facile de reconnaître la cause, la source la plus sulfureuse est la plus chaude. A Lès, au contraire, la source sulfureuse utilisée dans l'établissement, qui est la plus chaude, ne contient que très-peu de principe sulfureux, 0gr·0089; tandis que la source dont j'ai donné le principe sulfureux, et qui en contient 0,0152, c'est-à-dire près du double de la chaude, n'a que moitié à peu près de sa température. D'où je conclus que si cette source était dégagée de l'eau froide qui s'y mêle, elle serait beaucoup plus sulfureuse encore; car si elle augmentait de température en raison du principe sulfureux qu'elle a relativement à la source chaude de la même localité, elle devrait être aussi sulfureuse que la douche de Barèges. Ces ne sont pas de vaines spéculations que je fais en établissant ces calculs; ils peuvent offrir d'utiles applications. Ayant été consulté pour un établissement qui se forme aux eaux de Lès, j'ai pu établir, par les données que j'avais acquises, qu'on utilisait dans l'établissement la source la moins importante qui existe dans cette localité; qu'on avait tort de faire chauffer cette source, qui n'a que 30° cent., et qui perd, en chauffant, le peu de principe sulfureux qu'elle avait; qu'il valait beaucoup mieux faire de nouvelles fouilles pour dégager ces sources des eaux froides qui s'y mêlent, et pour trouver de nouvelles sources qui doivent nécessairement se perdre sous les atterrissements placés au pied de la montagne.

Ces prévisions ont été réalisées, et quoiqu'on n'ait pas entièrement suivi mes avis, on a obtenu, en approfondissant seulement un peu le puisard de la source employée aux bains, et en le rapprochant de quelques toises de la montage, une augmentation de 4 à 5° de température : cette source, qui ne marquait autrefois que 25 à 26° cent., s'élève aujourd'hui à 30° 25 cent.

Si cet établissement appartenait à la France, comme il appartient à l'Espagne, quoiqu'il soit tout français par sa situation, il pourrait devenir l'un des plus importants des Pyrénées.

Il semble exister aussi une anomalie à Cauterets, où le principe sulfureux des Espagnols n'est pas en rapport avec l'élévation du Vignemale; mais j'observerai que j'ai pris la quantité de principe sulfureux, lorsque la source avait déjà parcouru deux ou trois cents mètres de tuyaux pour descendre au village, ce qui a dû lui en faire perdre une portion.

Je ne donne pas le chiffre du principe sulfureux de Cadéac, mais je peux affirmer, d'après les expériences que j'ai faites, que son chiffre doit être au moins égal à celui de Barèges, s'il n'est plus élevé.

Si, lorsqu'on voyage, on veut prendre une idée de la quantité de principe sulfureux qui existe dans chaque source, on peut y parvenir d'une manière approchée par le procédé suivant, qui n'a rien d'exact ni d'absolu, mais qui, cependant, peut faire ranger les sources dans un ordre qu'une plus grande exactitude confirme le plus souvent; je dirai même que ce moyen éleva chez moi le premier doute sur l'exactitude du résultat que j'avais obtenu dans mes premières expériences aux eaux Bonnes.

On prend une fiole à médecine, dont on connaît la capacité, on y met de l'eau sulfureuse jusqu'à une hauteur du col déterminée par un trait à la lime; on traite alors par quelques gouttes d'acétate de plomb, qui y forme un précipité qui varie du noir au chocolat et quelquefois au noisette; on agite fortement la bouteille, en bouchant l'ouverture avec le doigt ou un bouchon, on la renverse, et le précipité se dépose sur le doigt ou le bouchon. On le recueille dans un tube gradué, et on le recouvre d'une quantité d'eau toujours la même, pour le soumettre à une pression égale; on le laisse reposer une ou deux heures, en tenant le tube bien vertical, on mesure la hauteur du précipité et l'on déduit son rapport avec celui des autres sources où l'on a fait les mêmes expériences.

On peut, au lieu d'une fiole à médecine, se servir d'un petit appareil analogue aux appareils de déplacement. Quand le précipité est ramassé au fond du vase, on ouvre le robinet, et tout le précipité s'écoule facilement dans le tube où on le reçoit.

Quoique ce procédé, je le répète, n'offre pas une exactitude absolue, il peut satisfaire le désir qu'a tout médecin qui voyage de s'assurer par lui-même de la quantité relative de principe sulfureux que chaque source contient. Il faut seulement avoir soin de prendre toujours la même quantité d'eau, d'agiter le précipité et de le laisser reposer le même temps; il faut tenir compte aussi de la couleur : à volume égal, le plus noir est le plus sulfureux.

Je ne m'étends pas davantage sur les eaux sulfureuses naturelles des Pyrénées, réservant pour un travail ultérieur les analyses que j'en ai faites, et qui ont été achevées seulement depuis quelques jours. Je vais maintenant passer à quelques considérations sur ce que j'ai nommé les sources sulfureuses accidentelles.

SECTION DEUXIÈME.

DES SOURCES SULFUREUSES ACCIDENTELLES DES PYRÉNÉES.

Je donne le nom de sulfureuses accidentelles à des sources qui, salines dans une portion de leur trajet, deviennent ensuite sulfureuses par leur passage à travers des substances organiques en putréfaction, et se modifient ainsi dans leur composition.

D'abord elles contenaient, indépendamment des autres substances, du sulfate de chaux, de soude ou de magnésie (quoique ce soit principalement celles qui contiennent du sulfate de chaux qui éprouvent plus facilement cette transformation). En filtrant à travers les substances organiques qui sont déjà dans un état commençant de décomposition, elles cèdent l'oxygène de leur sulfate à la matière organique, pour former de l'acide carbonique et de l'eau, et le soufre reste combiné avec le métal soit calcium ou autre, à l'état de sulfure de calcium, de sodium, de magnésium; mais l'acide carbonique qui se forme en même temps décompose une portion du sulfure, déplace de l'acide sulfhydrique, qui reste en dissolution dans l'eau, et qui se dégage, quand on la porte à l'ébullition, avec la portion d'acide carbonique libre.

Avant 1783, les eaux de Bourbonne étaient considérées comme sulfureuses, quoique cependant Monnet eût dit dans son Hydrologie, dès 1775, qu'elles ne devaient cette qualité qu'à la décomposition des végétaux et des boues qui pourrissaient dans les réservoirs: opinion qui fut plus tard confirmée, car, lorsqu'on voulut déblayer ces réservoirs, pour élever un nouveau bâtiment, elles perdirent complétement la propriété sulfureuse comme le rapporte Duchanoy, dans une analyse qu'il fit en 1827.

M. Save de Saint-Plancard signale dans son analyse des eaux de Sainte-Marie, l'odeur sulfureuse que répand la boue de la fosse où vont se rendre ces eaux, et il en attribue l'odeur à la décomposition du sulfate de ces eaux par la matière organique en décomposition.

Depuis cette époque, M. Ossian Henry a fait des recherches spéciales sur la transformation des sulfates en sulfure, par les matières organiques en décomposition, et il a attribué, avec raison, le principe sulfureux que contiennent les eaux d'Enghien, à la décomposition du sulfate de chaux que cette eau renferme en grande quantité; mais lorsqu'il a voulu étendre cette explication à la formation des eaux sulfureuses naturelles des Pyrénées, il a évidemment commis une erreur, comme je le démontrerai plus tard; car, bien loin que le sulfate de soude qui existe dans les eaux des Pyrénées diminue en se décomposant pour former des sulfures, le sulfure sodique, au contraire, se détruit continuellement pour former des sulfates.

J'ai trouvé dans les Pyrénées trois ou quatre sources sulfureuses accidentelles, résultant évidemment de la décomposition des sulfates par les matières organiques en putréfaction; l'une d'elles est située à Salies, près les platrières de Mont Saunès; les autres étaient situées à Bagnères-de-Bigorre.

C'était un fait digne de remarque que de voir, au milieu d'une trentaine de sources salines, deux ou trois sources sulfureuses apparaître comme pour faire envie aux autres. Aussi la renommée publia-t-elle à haute voix la découverte que fit le docteur Pinac à Bagnères-de-Bigorre, de deux sources sulfureuses, en creusant les fondements de sa maison. Il décrivit, lui-même, avec beaucoup de soin, la constitution géologique du terrain où furent découvertes ces sources. « Elles sourdent, dit-il, au milieu d'une couche très-épaisse d'*une excellente tourbe*, couleur de tan ou de café brûlé qui, par sa contexture et ses éléments, paraît *évidemment* provenir *de la décomposition des végétaux*. Cette tourbe brûle très-bien et répand une odeur sulfureuse. »

Cette description géologique du terrain en dit plus sur la véritable nature de ces sources que tout ce qu'on pourrait ajouter pour prouver qu'elles ne sont pas de la nature des sulfureuses ordinaires des Pyrénées.

Il paraît même que, maintenant, la couche tourbeuse est épuisée, et qu'elle aurait besoin d'être renouvelée pour donner à l'eau toute sa qualité; car tous les essais que j'ai tentés avec les réactifs pour constater la nature sulfureuse de ces sources ont été sans succès. Les sels de plomb et le nitrate d'argent précipitent en blanc, et le papier imprégné d'acétate de plomb, qui est si sensible pour constater la nature du principe sulfureux, a séjourné pendant plus de quatre heures dans le courant de cette source sans avoir rien perdu de sa couleur blanche.

Je félicite, pour ma part, le propriétaire de cette source de ce changement; car, au lieu d'une mauvaise eau sulfureuse, il a une bonne eau saline, analogue à toutes celles de Bagnères-de-Bigorre.

Lorsque je visitai les sources de Bagnères-de-Bigorre, en 1836, on venait de découvrir une nouvelle source sulfureuse aux bords de l'Adour, derrière une papeterie, dans un pré appartenant à M. Coma. Déjà les vertus miraculeuses de cette nouvelle source avaient été proclamées au loin, et les journeaux de Paris avaient transcrit avec empressement les éloges un peu emphatiques peut-être qu'on avait prodigués à cette source.

Cependant les médecins du lieu en ordonnaient les eaux en boisson à leurs malades, et, pour prêcher d'exemple, certains d'entre eux en faisaient d'abondantes libations.

J'arrivai, sur ces entrefaites, à Bagnères-de-Bigorre, et, d'après la réputation de la source, je m'empressai d'aller la visiter.

Je fis des expériences avec les réactifs qui produisirent les résultats suivants :

1° Le nitrate de plomb précipitait abondamment en brun;

2° Le nitrate d'argent y formait un précipité olivâtre dont le volume était diminué, mais dont la couleur augmentait d'intensité par l'ammoniaque.

3° Le papier imbibé d'acétate de plomb est assez promptement bruni.

4° Les acides produisent quelques bulbes gazeuses et avivent l'odeur sulfureuse.

5° Le papier bleu de tournesol n'éprouve aucun changement, le papier rougi est au contraire assez promptement ramené au bleu.

6° Le chlorure de barium y manifeste une légère teinte laiteuse que l'addition d'acide nitrique ne détruit pas.

7° L'oxalate d'ammoniaque rend l'eau laiteuse.

Cette source dégage des bulles de gaz qui, recueillies dans un tube, sont en partie absorbées par l'eau de chaux qu'elles blanchissent, et le résidu qui ne peut être absorbé éteint une allumette enflammée. L'odeur de ce gaz présente un peu celle de l'hydrogène sulfuré.

La température de cette source, celle de l'air étant à 11°, et celle de l'eau de l'Adour à 9°, était à 14° cent.; tandis que la température d'une petite source saline qui jaillissait au côté de la sulfureuse marquait 15° 50 cent.

On voit par les expériences 1, 2, 3 et 4 que cette eau était réellement sulfureuse. L'ébullition à vase clos, lui faisait perdre une partie du principe sulfureux, mais elle en conservait encore une partie après son ébullition.

Les expérience 6 et 7 indiquent la présence d'une certaine quantité d'acide sulfurique et de chaux.

L'expérience 5 indique une légère alcalinité.

Toutes ces considérations donnaient à cette eau une certaine analogie avec les autres eaux des Pyrénées, mais la quantité de chaux, la quantité d'acide hydrosulfurique libre, et la présence d'une assez forte quantité d'acide carbonique libre, me firent soupçonner qu'il y avait cependant une différence notable. J'analysai la petite source voisine qui avait une température de 15° 50 cent., c'est-à-dire, 1° 50 cent. plus que l'autre, et je la trouvai composée des mêmes éléments sauf le principe sulfureux. Je commençai alors à soupçonner que ces deux sources pouvaient bien avoir quelques liens de parenté. Je dégustai de nouveau la source sulfureuse et je lui trouvai un goût qui n'était pas franchement sulfureux; il s'y mêlait quelque chose de marécageux, une espèce de goût de vase. J'examinai avec attention le terrain dans lequel cette eau naissait, et je vis qu'il différait essentiellement du terrain environnant : c'était une espèce de tourbe noirâtre ressemblant à de la sciure de bois charbonnée. Je traitai cette terre par des acides, et j'en dégageai une forte odeur sulfureuse; ensuite je recherchai ce que devenaient les eaux de la petite source saline voisine, et je vis qu'elles se perdaient dans la tourbe. Je fis détourner le courant de la petite source, et je vis que la source sulfureuse avait diminué. Ces deux sources étaient éloignées de deux mètres environ et séparées par une couche de cette espèce de tourbe d'un demi-mètre environ d'épaisseur, mais qui s'étendait de l'une à l'autre.

La question était assez grave à décider, car la ville voulait acheter cette source du propiétaire; et l'on parlait d'y construire un grand établissement qui aurait été, il faut le dire, dans le site le plus agréable des Pyrénées. Je me décidai pourtant à affirmer, d'après toutes les données que j'avais acquises, que cette source n'était pas une source naturelle, et qu'en enlevant le terrain tourbeux, tout principe sulfureux disparaîtrait. J'en avertis le propriétaire, qui, en homme d'honneur, ne voulut rien conclure sans connaître la vérité. Des ouvriers furent mis à l'œuvre pour enlever toute la couche de tourbe, et dans deux heures la source sulfureuse avait disparu.

Je viens d'entrer dans quelques détails qui paraissent étrangers peut-être à la science : cependant si l'on considère que j'ai pu *à priori* constater qu'une source qui jouissait déjà d'une certaine réputation n'était qu'une espèce de bourbier infect, dont les eaux étaient plus nuisibles qu'utiles; que cet exemple pourra servir à relever d'autres erreurs, et fera connaître le ridicule des prétentions de certaines localités qui, pour quelques sources un peu fétides, croient avoir des eaux sulfureuses analogues à celles des Pyrénées, et le crient d'autant plus haut que le fait est moins certain, j'espère qu'on me pardonnera cette digression.

On aura pu aussi remarquer combien peu il fallait de temps à l'eau pour transformer son sulfate en sulfure, car toute l'eau de la source saline, dont le courant était assez abondant, se perdait dans une masse de tourbe de deux à trois mètres d'étendue, et en sortait après avoir perdu seulement un degré et demi de chaleur, complétement sulfureuse, par un courant aussi abondant que celui qui entrait dans la tourbe.

J'ai su depuis que cette tourbe était le résultat de l'accumulation de la sciure de bois d'un moulin à scie, qui avait été transportée par une inondation et qui s'était arrêtée dans ce point, plusieurs mois avant l'apparition de la source.

On voyait sur les petits brins de bois ou de paille qui faisaient saillie dans le petit bassin qu'on avait creusé pour donner l'écoulement à la source, des couches d'une substance blanchâtre, ayant l'aspect de la sulfuraire, et reposant sur une couche de substance gélatiforme ayant beaucoup de ressemblance avec la barégine. Cette substance, mise sur des charbons, répandait une odeur de soufre mêlée à des vapeurs empyreumatiques, mais où l'on ne pouvait pas distinguer l'odeur ammoniacale, à cause de l'odeur prédominante de l'acide sulfureux.

Ces substances, examinées au microscope, offraient, pour la gélatineuse, une apparence de barégine dans laquelle il était impossible de distinguer aucune trace d'organisation ; quant à la substance blanchâtre, on n'y distinguait que des granules irréguliers ressemblant à de petits cristaux brisés. Cette substance, qui ne présentait aucune trace d'organisation, ni filamenteuse, ni globuleuse, semblait une agglomération de petits cristaux de soufre, plutôt qu'une substance confervoïde.

La petite source saline ne laissait qu'un léger dépôt ferrugineux, sans aucune trace de substance gélatineuse ni blanchâtre.

Il est très-remarquable de voir dans un si petit espace, et par un simple changement de constitution de principe contenu dans une eau, se développer une substance comme animale.

Ce fait ne pourrait-il pas jeter quelque jour sur la présence de la barégine dans les eaux sulfureuses, et justifier l'opinion d'Anglada, qui croyait que la substance azotée en dissolution dans les eaux sulfureuses naturelles se forme de toutes pièces, en rappelant toutefois que cette substance est une substance azotée mais non organisée ?

Nous ne terminerons pas cet article sans faire observer que beaucoup d'eaux sulfureuses, qui existent dans les pays éloignés des montagnes et des terrains primitifs, n'ont pas une autre origine, et qu'on doit les ranger dans la classe des sulfureuses accidentelles, parce qu'elles n'ont aucun rapport avec les eaux sulfureuses naturelles des Pyrénées, dont elles se distinguent par tant de points.

1° Les eaux sulfureuses naturelles des Pyrénées naissent toutes dans le terrain primitif ou sur les limites de ce terrain et du terrain de transition.

1° *bis.* Les sulfureuses accidentelles naissent toutes dans le terrain de transition, et plus souvent dans le secondaire et le tertiaire.

2° Les sulfureuses naturelles naissent seules éloignées de toutes autres sources, et contiennent en très-petite quantité des substances salines.

2° *bis.* Les sulfureuses accidentelles sortent toujours à côté de sources salines, et contiennent toujours une grande quantité de substance qu'on trouve dans le résidu de l'évaporation : il s'élève au triple et même au quadruple de celui qu'on trouve dans les sulfureuses des Pyrénées.

3° Le gaz qui se dégage des sources des Pyrénées est toujours de l'azote pur.

3° *bis.* Celui qui se dégage des eaux sulfureuses accidentelles est de l'acide carbonique mêlé d'acide hydrosulfurique avec des traces d'azote.

4° Les eaux sulfureuses naturelles contiennent une quantité considérable de substance azotée en dissolution, dans quelque point de leur cours qu'on les prenne.

4° *bis.* Cette substance azotée ne se rencontre pas dans les eaux sulfureuses accidentelles : si elle y existe, elle doit y être en si petite quantité qu'on ne l'y admet qu'avec doute.

5° Les eaux sulfureuses naturelles contiennent à peine des traces de sels calcaires et magnésiens, et n'en contiennent que d'insolubles.

5° *bis.* Les sulfureuses accidentelles en contiennent plusieurs grammes par litre, et notamment des chlorures de ces deux métaux, que les eaux sulfureuses naturelles ne contiennent jamais.

6° Les eaux des Pyrénées contiennent toutes pour principe sulfureux un sulfure ou sulfhydrate sodique.

6° *bis*. Les sulfureuses accidentelles contiennent, au contraire, du sulfure de calcium ou hydrosulfate de chaux.

7° Presque toutes les eaux sulfureuses naturelles sont thermales; ou si elles sont froides, elles le doivent à des mélanges d'eau froide ou à de grands circuits qu'elles font dans le sein des roches primitives.

7° *bis*. Toutes les eaux sulfureuses accidentelles sont, en général, froides; ou si elles sont chaudes, on trouve à côté la source saline chaude qui décèle leur origine.

8° Les eaux de Bagnères-de-Luchon, de Barèges, de Cauterets, etc., sont le type des premières.

8° *bis*. Les eaux d'Enghien, de Pinac, à Bigorre, sont le type des secondes.

En un mot, ces deux sortes de sources ne se ressemblent pas plus entre elles que le goût sulfureux franc des premières ne ressemble au goût fétide et marécageux des secondes; pas plus que le sulfhydrate de soude ne ressemble au sulfure de calcium, pas plus enfin que le sel de Globert ne ressemble au plâtre de Montmartre.

Plusieurs personnes considèrent les *eaux de Louesche* comme *sulfureuses* et les administrent comme telles. Il y a peu de jours encore, qu'ayant été appelé en consultation par une personne appartenant à une famille distinguée, un médecin célèbre prescrivit indistinctement les eaux de Louesche ou de Barèges, comme tout à fait analogues.

Cependant les eaux de Louesche ne contiennent aucune trace de principe sulfureux, comme l'ont démontré des expériences faites sur les lieux par un de mes amis, M. Lenoir, chirurgien des hôpitaux et agrégé de la Faculté de médecine. J'ai fait aussi quelques expériences sur de l'eau qu'il a eu la bonté de me rapporter, et sur les dépôts que cette eau laisse sur son passage.

Ces dépôts contiennent, pour la plus grande partie, de l'oxyde de fer, un peu de manganèse, de l'alumine, de la chaux et des traces de magnésie, mais *pas un atome de soufre ni de substance organique.*

Les réactifs démontraient dans l'eau une grande quantité de sulfate de chaux, un peu de sulfate de magnésie, de sulfate de soude, des chlorures et des carbonates de ces bases avec des traces de fer. Je n'avais pas assez d'eau pour y rechercher le manganèse, mais tout doit faire penser que, puisqu'il existe dans le dépôt, il doit aussi se trouver dans les eaux.

C'est avec peine qu'on voit tous les jours des médecins, même très-célèbres, ordonner les eaux sans trop connaître ni leurs propriétés chimiques, ni leurs propriétés thérapeutiques. Cependant ce remède est le plus souvent le seul qu'on puisse mettre en usage avec succès dans beaucoup de maladies chroniques. Nous ne sommes pas déjà si riches en ressources thérapeutiques pour que nous ne devions pas étudier avec soin celles qui sont le plus souvent utiles.

J'espère pouvoir donner bientôt les analyses des sources les plus importantes des Pyrénées, et les faire suivre d'observations recueillies sur les lieux.

Je noterai avec autant de soin les cas où les eaux sont inutiles ou nuisibles que ceux où elles auront été employées avec succès. C'est en suivant cette marche qu'on pourra déduire des faits quelques lois qui serviront de base à l'application de ces eaux, et qu'on détruira cet empirisme aveugle qui jusqu'ici a été le seul guide pour leur administration.

J'ose croire que mes collègues des Pyrénées voudront bien me seconder dans cette entreprise.

CHAPITRE DEUXIÈME.

DES EAUX FERRUGINEUSES DES PYRÉNÉES.

Les eaux ferrugineuses des Pyrénées peuvent être divisées en trois séries bien distinctes :

1° Les eaux qu'on nomme *ferrugineuses carbonatées*, c'est-à-dire celles dont le fer est tenu en dissolution par l'acide carbonique.

2° Les *ferrugineuses sulfatées*, c'est-à-dire celles dont le fer est tenu en dissolution par l'acide sulfurique.

3° Enfin, les sources *ferrugineuses crénatées*, c'est-à-dire celles dont le fer est tenu en dissolution par l'*acide crénique*.

Cette dernière espèce d'eaux ferrugineuses a été méconnue pendant longtemps, parce que ne recueillant pas les gaz qui se dégagent de l'eau par l'ébullition, on pensait qu'il y avait un excès d'acide carbonique, et par conséquent autant qu'il en fallait pour tenir le fer en dissolution. Ces eaux par conséquent ont été rangées jusqu'ici parmi les ferrugineuses carbonatées.

Nous dirons peu de chose maintenant des sources ferrugineuses ; nous allons seulement donner quelques détails sur les eaux ferrugineuses crétanées.

DES SOURCES FERRUGINEUSES CRENATÉES.

Dès que l'analyse chimique se fit avec plus d'exactitude et que les chimistes se transportèrent près des sources mêmes pour faire une partie de leurs expériences, ils ne tardèrent pas à apercevoir que l'acide carbonique que renfermaient quelques eaux ferrugineuses était en quantité insuffisante pour dissoudre le fer et quelques autres bases qui se trouvent dans ces eaux. M. Longchamp fut un des premiers à signaler ce manque d'acide carbonique, et crut pouvoir expliquer la dissolution du fer et de la chaux par la combinaison de l'oxyde de fer avec la chaux, le premier jouant le rôle d'acide. « Le peroxyde de fer, dit-il, est un véritable acide qui forme avec les bases, et particulièrement avec la chaux, des combinaisons que je me propose de faire connaître (1). » Il ajoute : « Les chimistes ont toujours cru que l'oxyde de fer était dissous dans les eaux par l'acide carbonique ; c'est une erreur : ce n'est pas l'acide carbonique qui dissout l'oxyde de fer : si l'oxyde avait été dissous par l'acide carbonique, il ne s'échapperait pas au moment où l'eau ferrugineuse arrive au contact de l'air (2). »

Quoique M. Longchamp ne dise pas formellement que le ferrate de chaux, dont il parle, soit soluble dans l'eau, il le laisse soupçonner et a l'air de dire que le fer ne doit sa solution qu'à son état de combinaison avec la chaux.

Dans une note sur les eaux de Luxeuil, insérée par M. Longchamp dans le tome LXII, des *Annales de chimie et de physique*, il dit, en rendant compte d'un phénomène remarquable que présentent ces eaux, qu'elles forment, en se déposant dans le bassin où elles sourdent, une espèce de gelée, quand elles y ont reposé quelque temps ; mais il n'explique pas ce phénomène : il dit bien que cette eau contient de l'oxyde ferroso-férique, qui devait être à l'état d'oxyde ferreux, et une matière organique, mais il ne dit pas que cette matière tient le fer en dissolution. Il appartenait à Berzelius, qui a répandu tant d'éclat sur la chimie, de faire connaître le premier la nature de la substance qui tient le fer en dissolution dans un grand nombre d'eaux.

« J'ai trouvé, dit-il, dans l'eau de Porla deux principes organiques électro-négatifs, à l'un desquels j'ai donné le nom d'acide crénique (de source) et à l'autre celui d'acide apocrénique, parce qu'il est formé du précédent à la manière des dépôts d'extraits. Ils constituent

(1) *Analyse des eaux de Vichy*, p. 67, anno 1825.

(2) *Analyse des eaux de Vichy*, p. 113.

très-vraisemblablement cet ingrédient commun à toutes les eaux minérales que l'on a désignées jusqu'à présent par le nom de principe extractif. L'eau de Porla, au contact de l'air, laisse déposer une ocre brune qui contient du crénate basique de peroxyde de fer, et de l'apocrénate. On sépare facilement l'acide de l'ocre; on doit faire bouillir l'ocre avec une dissolution de potasse caustique, jusqu'à ce que l'oxyde de fer, au lieu de former une poussière fine qui passe par le filtre, présente l'état floconneux de l'hydrate, de l'oxyde de fer, etc. Il donne un sel soluble avec l'occidule de fer, et un sel insoluble avec l'oxyde.

Le nitrate d'argent donne un précipité qui devient bientôt pourpre, et se dissout en totalité dans l'ammoniaque. L'acide crénique précipite l'acétate de plomb avec une couleur légèrement jaunâtre, etc. (1).

J'ai fait plusieurs analyses d'eaux ferrugineuses crénatées; je signalerai particulièrement la source ferrugineuse de Bagnères-de-Bigorre, connue sous le nom de *fontaine d'Angoulême, et une source de Roanne.*

Les eaux ferrugineuses crénatées prennent, quand l'acide crénique y est très-abondant, une couleur violacée tirant sur le pourpre, quand on les traite par une certaine quantité de nitrate d'argent; et cette couleur, qui disparaît par l'ammoniaque, a dû souvent induire en erreur, et faire regarder comme sulfureuses des eaux qui ne le sont nullement.

Lorsqu'on évapore ces eaux, il s'y forme bientôt un précipité d'un aspect rouge jaunâtre, qui se fonce à mesure que le résidu se dessèche, et qui, au lieu d'avoir l'aspect floconneux de l'hydrate de sesqui-oxyde de fer pur, est un mélange de crénate basique et d'apocréante de sesqui-oxyde de fer, ressemblant à de la brique pilée.

Le résidu de l'évaporation se sépare en deux portions, quand on le traite par l'eau distillée : la portion soluble contient de l'acide crénique comme la portion insoluble; mais le fer se rencontre seulement dans la portion insoluble.

---

(1) *Ann. de chim. et de phys.*, t. LIV, p. 219 et suiv.

Pour constater qu'une eau contient de l'acide crénique, on traite la portion insoluble à l'eau distillée par une solution de potasse à l'alcool, et l'on fait bouillir, jusqu'à ce que l'oxyde de fer, au lieu d'avoir un aspect grenu et pulvérulent, acquière l'aspect floconneux qui lui est naturel, quand il est à l'état d'hydrate; on filtre, on évapore la solution de potasse qui s'est colorée en brun fauve, couleur qu'elle doit à l'acide organique qu'elle tient en dissolution, et l'on peut ou constater la présence de l'acide en calcinant seulement, ou l'extraire par des procédés assez compliqués, indiqués par Berzelius.

On retrouve aussi cet acide dans les bassins où coulent ces sortes d'eaux, sous forme de flocons rougeâtres plus ou moins gélatineux, et je suis porté à croire que le phénomène observé par M. Longchamp dans les eaux de Luxeuil, et peut-être aussi la formation si subite de la substance qui se dépose spontanément dans les bassins de Vichy, tient à l'acide crénique qui se dépose avec le fer à l'état de crénate basique de sesqui-oxyde de fer.

Je donnerai dans mes analyses de plus amples détails à ce sujet.

CHAPITRE TROISIÈME.

DES SOURCES SALINES DES PYRÉNÉES.

Il existe dans les Pyrénées des sources salines très-importantes et très-nombreuses: je signalerai principalement celles de Bagnères-de-Bigorre, d'Ussat, d'Audinat, etc., qui toutes jouissent d'une réputation méritée.

Je donne le nom de *sources salines* à celles qui, contenant une proportion de sels plus considérable que les eaux ordinaires de sources ou de rivières, n'offrent aucun principe assez prédominant pour avoir *une odeur* ou *une saveur spéciale*. Anglada les nommait à tort *eaux thermales simples*.

Je ne vais parler maintenant que des substances (qui semblent déposées) qu'on trouve sur le passage de ces eaux.

Les personnes qui ont analysé ces diverses sources depuis quelque temps se sont empressées de donner le nom de *barégine* à toutes les substances vertes, et M. Longchamp a regardé toutes ces substances comme de la barégine altérée. Cependant, quand on les observe avec soin, on voit que, loin d'être des substances déposées, ce sont des productions organiques extrêmement variées.

J'ai trouvé jusqu'à six espèces différentes de substances dans les bassins de l'établissement de Bellevue de Bagnères-de-Bigorre. Il existe, derrière le jardin de cet établissement, trois bassins réfrigérants, où l'on conduit un filet d'eau qui s'échappe de la soure de la Reine.

1° Dans le point où cette eau jaillit, on voit un dépôt rougeâtre, grenu, qui, quoi qu'en dise M. Longchamp dans une note insérée à la page 26 de son Analyse des eaux de Vichy, est bien du sesqui-oxyde de fer. Quand cette eau a parcouru quelques mètres dans un petit canal découvert, on voit, partout où elle passe, des feuillets membraneux verdâtres, mêlés de points noirâtres, qui sont formés par trois espèces d'oscillaires, semblables à celles que Vaucher a trouvées dans le bassin des eaux d'Alun à Aix en Savoie; ce qui me fait fortement soupçonner que la nature sulfureuse qu'on attribue à cette eau n'est pas naturelle, et peut bien être due à la décomposition de ces oscillaires.

Les plus remarquables de ces oscillaires sont l'*oscillaria major*, représentée à la *fig.* 20 de la planche, et l'*oscillaria nigra*, fig. 19.

Ces oscillaires, comme toutes celles de cette famille, sont composées d'un tube externe, allant en s'amincissant vers son extrémité libre. L'intérieur du tube est rempli par une substance verdâtre, dont les segments, de forme à peu près quadrilatère, sont plus étendus dans le sens de la largeur que de la longueur du tube. Quand ces êtres sont libres, ils offrent un mouvement visible, analogue à celui de l'aiguille d'une montre; c'est-à-dire qu'ils oscillent sur leur base, en produisant des mouvements angulaires plus ou moins marqués. Dans un âge plus avancé, ces petits êtres se feutrent entre eux, perdent leurs mouvements, et forment des plaques feuilletées plus ou moins épaisses, et quelquefois d'une étendue considérable.

On trouve de ces mêmes oscillaires dans le plus petit des réservoirs de Bellevue, qui reçoit l'eau chaude et qui s'y maintient à la température de 43 à 45° cent.

On trouve dans le même établissement, dans le bassin le plus grand, intermédiaire au plus petit et à celui dont nous parlerons plus bas, une espèce de *scytonema* qui, en se feutrant, ne forme plus des plaques, mais de petites touffes qui, pour l'aspect et la couleur, ressemblent à de l'éponge fine, comme on le voit (*fig.* 18).

Enfin, dans le troisième bassin, où l'eau arrive déjà refroidie, et où elle se conserve à la température moyenne de 15 à 25° cent., ce n'est plus ces substances que l'on trouve, mais une conferve du plus beau vert tendre, dont les filaments allongés, qui acquièrent quelquefois un mètre de longueur, présentent l'aspect d'écheveaux de soie non tordue de la plus belle nuance.

Cette conferve, qui est représentée *fig.* 14 (*voy.* la planche), est composée d'un tube simple, séparé de distance en distance par des cloisons qui sont éloignées de trois diamètres environ l'une de l'autre. L'intérieur de ces cloisons est rempli de granules brillants, d'une matière verte, distribués sans ordre et sans symétrie.

Cette conferve, à laquelle Vaucher a donné le nom de *conjugata angulata*, a été désignée par Lingbie sous le nom de *zygnema genuflexum*.

Elle présente un phénomène remarquable, à l'époque de sa fécondation. Deux cellules de filaments différents se rapprochent jusqu'à se toucher, et donnent à cette conferve une forme anguleuse qui lui a valu son nom. Ces deux loges se brisent au point de contact, restent quelque temps juxtaposées, les globules verts communiquent, et, quelque temps après, on voit sortir de ces loges de petits méritales, qui sont le rudiment de nouvelles conferves.

On trouve dans le canal de vidange de l'eau des bains d'Ussat une substance analogue.

A Loures, dans le département des Hautes-Pyrénées, j'ai trouvé une autre espèce de conferve, qui habite une petite fosse, située dans un jardin, et où naît une source saline contenant une certaine quantité de clorure de sodium, de sulfate de magnésie, de carbonate, etc., à la température de 12 à 14° cent.

Cette conferve, composée, comme la précédente, d'un tube simple, séparé de distance en distance par des cloisons éloignées de trois à quatre diamètres, offre des granules brillants, rangés par série linéaire, contournés en spirales simples, ce qui lui donne une apparence de zig-zag.

A l'époque de la fécondation, les cloisons de deux tubes différents forment un prolongement réciproque qui vient se juxtaposer, et qui n'exige pas que la conferve se coude pour le rapprochement. Les deux cloisons se comportent comme dans le cas précédent, avec cette différence que toute la matière verte d'une cloison passe dans l'autre, s'y agglomère pour former un noyau elliptique, qui se sépare du tube de la conferve, séjourne quelque temps au fond de l'eau, et donne, au printemps, naissance à une nouvelle conferve.

Cette conferve, que Vaucher désignait sous le nom de *conjugata porticalis,* a été nommée, par Lyngbie, *zygnema quininum* (Voy. *fig.* 17, *planche*).

J'ai trouvé encore dans d'autres eaux, comme à Audinat, à Ganties, d'autres espèces de conferves, qu'il serait trop long de rapporter ici, mais qui prouvent que toutes les eaux ont dans leur courant, au contact de l'air, des productions organisées, qui varient dans certaines limites, suivant la qualité de l'eau et suivant sa température.

Nous avons déjà vu que les eaux sulfureuses ont une production organisée différente de celle des eaux salines, et nous allons voir que les eaux salées en produisent d'autres qui diffèrent de celles-ci.

Je vais encore indiquer une substance qui se trouve dans le puits de la grande source d'Audinat.

Cette substance tapisse toutes les parois internes de ce puits, jusqu'à une grande profondeur, formant de petites poches qui se remplissent de gaz, se détachent du fond par la légèreté qu'elles ont acquise à cause du gaz qu'elles renferment; elles montent à la surface, se rompent, laissent échapper le gaz qu'elles contiennent, et, redevenues plus pesantes par la perte de ce gaz, retombent au fond du puits. J'ai saisi quelques-unes de ces poches, je les ai examinées au microscope, et il m'a été impossible, sur les lieux, d'en reconnaître l'organisation, tant le feutrage qui les formait était serré. Examinées de nouveau, après deux mois de séjour dans l'eau, j'ai pu y distinguer des tubes très-fins, remplis de petits globules, comme dans les anabaines (V. *fig.* 21 et 22).

J'ai trouvé avec la même substance des navicales biponctuées (Voy. *fig.* 16), et une espèce de diatome uni, ponctué (Voy. *fig.* 15).

CHAPITRE QUATRIÈME.

DES EAUX SALÉES OU CHLORURÉES.

Je laisse le nom d'*eaux salées* à celles qui contiennent une grande quantité de chlorure de sodium (sel commun) en dissolution.

Anglada avait donné le nom d'*eau saline* à ces espèces de sources, et avait enlevé cette dénomination à celles que nous venons de citer dans le chapitre précédent, pour leur donner le nom d'*eaux thermales simples*. Il en résultait une confusion marquée, je dirai même une erreur : d'abord, il distinguait par la chaleur des sources qui avaient une composition identique, et il ne tenait pas compte de la grande quantité de substance saline que contiennent ces eaux; enfin, il dépossédait, sans aucun avantage pour la science, du nom d'*eaux salées*, des sources qui l'avaient toujours porté.

Il existe plusieurs sources, dans les Pyrénées, qui sont fortement salées, mais je n'ai pu visiter que celles de Salies, dans l'arrondissement de Saint-Gaudens (Haute-Garonne).

Cette source, qui coule de bas en haut dans un puits de plusieurs mètres de profondeur, donne par l'évaporation un résidu fort abondant, qui s'élève à près d'une once par litre, et qui est formé en grande partie de chlorure de sodium.

Cette source, dont les eaux sont employées aux usages domestiques, pourrait être utilisée d'une manière très-avantageuse en bains et en douches.

Cette contrée de la France, éloignée de plus de 40 lieues de l'Océan et de la Méditerranée, trouverait une ressource importante dans l'usage des eaux salées. Il est en effet une foule de maladies dans lesquelles leur emploi produit les meilleurs effets. J'espère que mon appel sera entendu, et que la ville à qui la source appartient s'empressera d'élever un établissement qui doit avoir les résultats les plus avantageux.

J'ai trouvé sur les parois du puits de cette source une substance confervoïde, qui diffère complétement de celles que j'ai observées dans les eaux sulfureuses et salines.

Cette substance est formée de tubes d'un diamètre douze à quinze fois plus considérable que celui de la conferve conjuguée de Bagnères-de-Bigorre, et quarante ou cinquante fois plus gros que celui de la sulfuraire des eaux sulfureuses. Ce tube paraît encroûté d'une substance verdâtre, rangée par petites plaques quadrilatères sur plusieurs lignes presque parallèles et comme en quinconce, qui lui donne, jusqu'à un certain point, l'apparence d'une peau de serpent ou de lézard. Ces écailles venant à tomber, quand la plante macère quelque temps dans l'eau, et à l'époque de la fécondation, laissent apercevoir un gros tube transparent comme celui des autres conferves, quand elles sont vidées; mais qui, au lieu d'être uni, présente, sur toute sa surface, des veinules saillantes entre-croisées, qui lui donnent alors l'aspect d'un treillage en fil de fer, ou bien l'aspect d'une aile de demoiselle. Cette substance est un vrai *scytosiphon*, qu'à cause de sa forme, qui a de la ressemblance avec celle d'un fuseau, je crois devoir nommer *scytosiphon fusiforme*. (Voy. *pl.* , *fig.* 24, 25, 26, 27 et 28.)

Cette substance, comme on voit, ressemble aux ulves marines : sa substance verte, au lieu d'être renfermée dans le tube comme les conferves d'eau douce, est appliquée à la surface externe par plaques quadrilatères assez régulières, enchâssées sous une pellicule.

On voit, *fig.* 28, un groupe de petits individus, groupés comme le sont les ecchinelles ou les bacillaires, mais qui, à cause de leur couleur, de la disposition de leur tube fusiforme, me semblent être des filaments rudimentaires du scytosiphon lui-même, reposant sur un tube de la même substance à l'état adulte, et partant d'une agglomération de granules verts. Je ferai plus tard une étude plus spéciale de toutes ces substances, pour les bien classer et les mieux reproduire.

CHAPITRE CINQUIÈME.

DE LA THERMALITÉ

ET DE LA TEMPÉRATURE DES EAUX THERMALES

CONSIDÉRÉE

SOUS LE POINT DE VUE PHYSIQUE ET THÉRAPEUTIQUE.

Je ne discuterai pas avec détail la question de la cause de la chaleur des eaux thermales, car, jusqu'ici, les hommes les plus éminents en matière de science géologique sont peu d'accord sur ce phénomène, et j'avoue que je n'ai recueilli aucun fait assez saillant pour éclairer la question.

Quatre hypothèses ont été admises :

1° Celle qui attribue la chaleur des eaux thermales à la réaction chimique qui s'opère dans le sein de la terre. Mais cette hypothèse est peu probable, car, si elle était vraie, les eaux les plus chargées de substances devraient être les plus chaudes : nous voyons cependant qu'il n'en est point ainsi; il n'y a qu'à jeter un coup d'œil sur le tableau comparatif que j'ai donné du principe sulfureux des différentes sources, mis en regard de leur température : on voit que les eaux de Luchon, beaucoup plus sulfureuses, sont moins chaudes que les eaux d'Arles et d'Ax, etc.; que la source de Labassère, qui n'a que dix à douze degrés cent., est beaucoup plus sulfureuse que les eaux de Cauterets, qui passent 50°.

2° Anglada a consacré un gros mémoire à établir que la chaleur des sources tient à des courants électriques souterrains. Il est bien vrai que toutes les fois qu'il se développe de l'électricité, il y a élévation de température *et vice versâ;* mais les points isothermes, soit des eaux des Pyrénées, soit des différentes sources du globe, ne sont nullement en rapport avec les courants électriques indiqués par l'aiguille aimantée. L'opinion d'Anglada, soutenue avec talent, rentre néanmoins dans les hypothèses.

3° Les volcans éteints ont été donnés comme cause de la température de ces eaux, parce que l'on trouve des sources chaudes dans le voisinage des volcans en combustion. Cela peut être vrai, mais comme la cause de la chaleur des volcans est elle-même inconnue, si on ne la rapporte pas à la chaleur centrale, car il est impossible de l'attribuer à la combustion de pyrites, elle rentre aussi dans la suivante.

4° La chaleur centrale joue un grand rôle aujourd'hui en géologie. La plupart des phénomènes observés dans cette science lui sont attribués, tels sont le soulèvement des montagnes, les volcans et la chaleur des eaux thermales, etc.

Il est démontré que lorsque l'on pénètre à de grandes profondeurs, la chaleur va continuellement en augmentant dans la proportion de 1° cent. pour 25 ou 30 mètres, et l'on a déjà creusé à Paris un puits artésien de mètres de profondeur, qui accuse de température à sa partie la plus profonde; mais je ne crois pas qu'il existe des exemples de courants d'eau, rencontrés à diverses profondeurs, dont la température se soit trouvée en rapport avec cette profondeur. Je ne crois donc pas qu'on ait prouvé d'une manière incontestable que la température des eaux est due à la chaleur centrale; mais cependant j'adopte cette opinion comme me paraissant la plus probable.

Je ferai toutefois observer qu'il est démontré pour moi que, toutes les fois qu'on peut prouver qu'une source va de bas en haut, et que l'on peut examiner cette source à divers points de sa hauteur, le refroidissement s'opère en montant d'une manière assez rapide : ainsi, à Bagnères-de-Bigorre les sources, de Salies, de Cazaux, du Dauphin et de la Reine qui sont complétement identiques ou qui, pour mieux dire, sont la même source, sortant par des filets différents, à diverses hauteurs, vont en diminuant de température en rapport direct de leur élévation. Salies et Cazaux ont 51,30° cent. de température. La Reine, qui est environ 120 mètres plus élevée, n'a que 46,50° cent., et le Dauphin qui se trouve à la moitié de la distance, également éloigné de l'une et de l'autre, a 48,30° cent., température qui se trouve intermédiaire à celle des deux sources précédentes. Il devrait, d'après ce fait, en être toujours ainsi, si les sources prenaient leurs températures suivant leurs profondeurs ; mais il n'en est pas toujours de même : ainsi à Cauterets, César qui est plus élevé que Pause vieux et neuf, est plus chaud de 3° que cette source. L'on voit aussi dans la même localité que la source des OEufs qui est plus élevée que Mahourat, le Pré et la Raillère est beaucoup plus chaude qu'elles. Est-ce à des mélanges d'eau froide que cette anomalie est due ? Je ne peux l'affirmer, n'ayant pas fait de recherches suffisantes à ce sujet.

Ne peut-on pas croire aussi que, puisque pour parcourir une centaine de mètres, en montant, une source a pu perdre près de 5° de température ; les sources thermales qui arrivent à la surface du sol, et qui, pour acquérir le degré de température de l'eau bouillante, devraient partir au moins de 2,700 mètres de profondeur, ne pourraient pas arriver à la température de 60, 70 et 75, et même 80° cent. qu'on leur trouve ?

On pourait dire, il est vrai, que l'eau partant d'une grande profondeur, étant soumise parconséquent à une forte pression, pourrait acquérir un degré plus élevé que celle de l'eau bouillante, sans se vaporiser. On pourrait dire aussi que l'eau, dans le centre de la terre, en rapport avec des couches plus chaudes que celles qui sont à la surface, ne perdrait pas de sa température dans une proportion aussi rapide que celle que nous avons observée à la surface du sol. Ces raisons peuvent être valables, mais j'ai dû indiquer les objections qu'on pourrait faire à la théorie de la chaleur centrale, laissant à d'autres le soin d'élucider cette question.

On a beaucoup discuté pour savoir si la chaleur des eaux thermales était de même nature que celle que l'on fait acquérir à l'eau en l'exposant sur un foyer. Certaines personnes ont prétendu que l'eau naturellement chaude avait des propriétés bien différentes de celle qu'on ferait chauffer artificiellement. Elles citent, comme autorité, l'expérience de madame de Sévigné qui faisait reverdir une rose dans l'eau bouillante de Vichy, tandis que cette rose se flétrissait quand on la mettait dans l'eau bouillante ordinaire. Or l'eau de Vichy n'a que 44° cent. de température, tandis que l'eau bouillante en a 100, et la prétendue ébullition de l'eau de Vichy tient au dégagement abondant d'acide carbonique.

Ces personnes prétendent aussi que l'on supporte plus facilement la chaleur de l'eau chaude naturelle, que celle de l'eau chauffée, et elles citent pour exemple la source de la Reine de Luchon et de la Buvette de Barèges ; mais la Buvette de Barèges et la Reine de Luchon ne s'élèvent pas au delà de 44° cent., et d'un autre côté ces personnes oublient que tous les jours on prend du bouillon, du thé, du café qui ont plus de 60° cent. de température, sans en être brûlé.

Elles prétendent, en outre, que l'eau naturelle conserve plus longtemps sa température que l'eau chauffée ; il y en a qui vont même jusqu'à dire que l'eau minérale, exposée à un froid considérable, ne gèle pas comme le fait l'eau ordinaire.

Quoique M. Longchamp et Anglada aient prouvé l'absurdité de ces allégations, je crois devoir rapporter quelques expériences que j'ai faites à ce sujet :

« 1° Je pris des mauves fleuries qui se trouvaient auprès de la source de la Grotte supérieure à Bagnères-de-Luchon et je les plongeai pendant deux minutes dans l'eau de cette source qui marquait 60° $\frac{5}{10}$ cent. : elles en sortirent tout à fait flétries.

2° Je recevais, en faisant mes expériences près la même source, de fréquentes visites d'énormes couleuvres qui, la plupart du temps, passaient des heures entières à se chauffer aux rayons du soleil. J'en pris une par la queue et je la plongeai vivante dans un petit canal où passait l'eau de la Grotte. Dans moins de demi-minute je l'en retirai morte et raide comme si on l'eût traversée d'un fil de fer dans le sens de sa longueur.

3° Je pris, étant aux eaux Chaudes, deux carafes tout à fait égales, je remplis l'une de l'eau du Clot qui avait, quand je commençai l'observation, 33° cent.; je fis chauffer de l'eau du Torrent, que je ramenai aussi à 33° cent., et j'en mis dans l'autre carafe : il était une heure après midi quand je commençai l'expérience; on peut voir, dans le tableau suivant, qu'elles se sont refroidies avec la même rapidité.

HEURES.	CLOT.	TORRENT.
1	33,00	30,00
2	26,90	27,10
4	22,30	22,40
9	19,25	19,45

4° Quand je demeurais plus de dix minutes les pieds plongés dans l'eau de la Reine nouvelle, qui marque 52,50° cent., position que j'étais obligé de conserver pour prendre des températures dans le fond des galeries, pour recueillir l'eau et faire les expériences sur le principe sulfureux, j'éprouvais des cuissons dans la plante des pieds qui duraient plus de vingt-quatre heures. Des ouvriers, qui, lorsqu'on creusait les galeries, se trouvaient forcés d'y séjourner plus longtemps, m'ont assuré qu'il leur survenait des vésicules qui soulevaient l'épiderme.

5° J'avais porté de la sulfuraire dans de petits flacons remplis de l'eau des sources, l'eau s'est gelée, et les flacons ont été brisés.

Mais cette question de thermalité, qui, pour ceux qui ont fait des expériences avec soin, n'est pas douteuse, et qui les laisse convaincus que la chaleur des eaux naturelles et la chaleur communiquée produisent, à température égale, des résultats qui sont identiques, est beaucoup moins importante pour les médecins, que la question du degré de température auquel les eaux doivent être administrées et que la constance du degré de cette température.

Si nous examinons quelles sont les eaux qui jouissent d'une réputation la plus solidement établie, nous voyons que ce sont celles dont la température se rapproche le plus de celle du corps et celles dont la température est constante. Ce fait ne s'observe pas seulement dans les différentes localités, mais nous voyons que dans une même localité ce sont les sources qui se rapprochent le plus de ces conditions qui sont instinctivement préférées.

Ainsi tout le monde connaît la réputation des eaux de Barèges, dont la température s'élève de 28 à 42° cent. pour les bains; celle des eaux de Saint-Sauveur, dont la température varie dans les diverses baignoires de 32,50 à 34,50° cent.: à Cauterets, c'est la Raillère qui est le plus en vogue; à Bagnères-de-Bigorre, le Foulon, les Yeux, Salut, ne désemplissent pas: cependant ces sources ne diffèrent des autres que par leur température, qui est de 32,50 à 35,20° cent., dans le bain. Les eaux d'Ussat, qui jouissent d'une grande réputation dans les départements voisins de cette localité, la doivent en grande partie à leur température constante et rapprochée de celle du corps.

Bien plus, c'est que des sources toutes différentes dans leur composition jouissent dans beaucoup de cas de propriétés analogues jusqu'à un certain point lorsqu'elles ont à peu près la même température: ainsi les eaux de Saint-Sauveur, les eaux d'Ussat, les eaux du Foulon et du Salut à Bagnères-de-Bigorre sont appliquées avec le plus grand avantage dans les affections nerveuses aussi bien que la source d'Esquirette des eaux Chaudes; elles se rapprochent toutes plus ou moins, dans la baignoire, de 32,50 à 34,50° cent. de température. Au contraire le Clot des eaux Chaudes, la Piscine de Barèges, le Pré de Bigorre, etc., sont employés avec le plus grand avantage pour les rhumatismes et sont nuisibles dans les affections nerveuses. Ces sources marquent toutes dans le bain 36° cent.

Jamais les eaux de Saint-Sauveur n'ont guéri un rhumatisant; et le docteur Samonzet, praticien distingué, m'a assuré que les eaux Bonnes et les sources des eaux Chaudes, à l'exception de l'eau du Clot, n'avaient aucune influence dans le rhumatisme.

Je crois que l'on doit tenir compte avec beaucoup d'exactitude des températures auxquelles on administre les eaux thermales, et je suis persuadé, pour ma part, que les mots *forte* et *faible* que l'on prodigues, sans examen, à telle ou telle eau sont appliqués le plus souvent d'une manière irréfléchie quant à la composition de l'eau. Que si l'on entend par forte la propriété *immédiatement* excitante d'une eau thermale, elle doit être bien plutôt entendue de sa température que des proportions chimiques des substances, qui y sont contenues. Je me chargerais pour ma part de calmer la susceptibilité nerveuse d'une petite-maîtresse avec un bain d'eau de la Grotte de Bagnères-de-Luchon appliqué à 32 ou 33° cent., et d'exiter un Hercule avec la source de la Preste ou du Pré de Cauterets à la température de 44° et de 47° cent.

Je ne veux pas établir cependant que ce qu'on doit entendre par force des eaux tienne seulement à leur température: il existe une force thérapeutique propre à chaque espèce d'eau, et en rapport avec la nature et la proportion de ses principes constituants; mais cette force n'est pas celle qui se fait sentir immédiatement en bains. Ce n'est qu'après un usage plus ou moins soutenu que l'on retrouve les avantages ou les inconvénients qui résultent de cette action thérapeutique.

C'est ce qui m'a fait admettre dans toutes les eaux deux actions quelquefois bien distinctes, mais qui peuvent se confondre dans quelques cas.

2° Une action immédiate ou physiologique qui se fait ressentir dans le bain même ou peu de temps après qu'on en a fait usage. Cette action tient en grande partie à la température de l'eau, et se trouve le plus souvent indépendante de sa constitution. On peut en retirer de grands avantages, si l'on sait s'en servir à propos; elle peut même dans quelques cas avoir tous les honneurs de la cure; et les médecins pourront indistinctement ordonner telle ou telle source, en prescrivant exactement le degré de température à laquelle les bains doivent être administrés Ainsi pour quelques femmes susceptibles, très-nerveuses, on pourra ordonner les bains de Saint-Sauveur, de Salut, de Ferras et Soulerat faible de Luchon, d'Ussat à 32 ou 33° cent., etc.; pour certains cas de rhumatisme, les bains à 36 ou 38° de température, qu'ils soient salins ou sulfureux, peuvent produire d'excellents résultats.

2° Je distingue une action que je nomme *médiate* ou *thérapeutique,* et qu'on peut aussi appeler *spécifique.* Cette action, qui ne se manifeste souvent qu'après un temps assez éloigné, tient à la nature des principes contenus dans les eaux et à la quantité de ces principes.

L'étude de cette propriété des eaux est encore presque toute à faire, quoique ce soit cependant la plus importante.

Je crois que tout médecin qui dirigera ses recherches sous ce double point de vue, arrivera à des résultats bien plus certains que ceux qu'on a obtenus jusqu'aujourd'hui. Il pourra voir peut-être que telle source qui calme telle affection rhumatismale, à cause de sa température, la laisse bientôt se reproduire, parce qu'elle n'a pas porté son action spécifique sur la cause de la maladie : elle n'aura agi que comme palliatif; tandis qu'une autre source aura calmé les symptômes et guéri complétement la maladie, en détruisant la cause même du mal.

C'est après avoir cherché à connaître la nature du remède que je devais employer, que je vais me livrer à son application. Je saurai consacrer ma vie entière à jeter quelque jour sur la question encore si obscure des eaux minérales; et je m'estimerai heureux si, à force de travail, je parviens à détruire quelques préjugés, à relever quelques erreurs, à établir quelques vérités.

QUESTIONS

SUR

DIVERSES BRANCHES DES SCIENCES MÉDICALES.

Indépendamment du sujet de thèse que j'ai choisi, j'ai été obligé de traiter quatre questions tirées au sort; et, quoique la délibération qui m'y force ait un effet rétroactif envers moi, puisque, ayant terminé tous mes examens depuis six ans, j'étais dès lors libre du choix de mon sujet, sans autre formalité, j'ai dû m'y soumettre pour lever toute difficulté.

Je profite d'une dernière disposition qui autorise à traiter ces questions d'une manière sommaire.

I.

Du bruit local produit par le cœur; sa théorie physique.

Cette question est une des plus difficiles à résoudre dans l'état actuel de la science. Elle a donné lieu à beaucoup de travaux importants; mais elle n'en est pas plus avancée.

L'auteur du *Traité de l'auscultation médiate* fixa le premier l'attention des médecins sur cet important sujet, et son opinion fit autorité pendant plusieurs années. Depuis, plusieurs auteurs l'ont attaquée pour lui substituer des théories plus ou moins vraisemblables : je vais les rapporter toutes sommairement, avant d'en adopter une.

1° Laennec attribue les bruits du cœur à la contraction musculaire :

le premier, plus fort et plus long, est dû, d'après lui, à la contraction des ventricules; le second, plus court et plus faible, à la contraction des oreillettes. Ils coïncident avec ces contractions.

Le second bruit est suivi d'un silence qui lui est égal en durée. Il compare les bruits du cœur à une mesure à quatre temps : le premier bruit serait représenté par une blanche, le second par une noire, et le repos par un soupir.

2° D'après Turner, le premier bruit est dû à la contraction musculaire; le second, à la chute du cœur sur le péricarde.

3° M. Pigeaux attribue le bruit au frottement du sang contre les parois du cœur et des artères. Le premier, qu'il nomme *bruit inférieur*, coïncide avec la contraction des oreillettes et la dilatation des ventricules : le second coïncide avec la contraction des ventricules. Il admet deux silences alternant avec les bruits.

Dans une nouvelle théorie, car les auteurs de théorie changent souvent, M. Pigeaux reconnaît que le premier bruit coïncide avec la contraction des ventricules, le deuxième avec la contraction des oreillettes, la cause des bruits restant la même.

4° M. d'Espine attribue le premier bruit, comme Laennec, à la contraction musculaire; le deuxième à la dilatation des ventricules : il admet deux silences, comme M. Pigeaux.

5° Hoppe attribue le bruit à la collision des molécules du sang entre elles; il place ces bruits comme Laennec.

6° MM. Carswell, Rouannet, Billing, Bouilleau, Fillos, Guyot, Littré, etc., pensent que le bruit est dû à la tension subite des valvules; le premier coïncide avec la contraction des ventricules et la tension des valvules tricuspides et mitrales; le second, avec la dilatation du cœur et la tension des valvules sygmoïdes.

7° D'après M. Magendie, les bruits du cœur seraient dus au choc alternatif de la pointe et de la base de cet organe contre les parois du sternum, le premier coïncidant avec la systole, et le second avec la diastole du cœur.

8° D'après M. Beau, les bruits seraient dus à la même cause; mais le premier coïnciderait avec la dyastole des ventricules, et le second, avec la diastole des oreillettes.

9° M. Piorry croit que le bruit est dû au choc et à la collision des mollécules du sang, et peut-être à d'autres causes. Il croit que le premier bruit se passe pendant la contraction du ventricule gauche, le second pendant la contraction du ventricule droit. Ce n'est qu'en tremblant que M. Piorry admet ces coïncidences; mais c'est une idée nouvelle, et une idée est toujours utile à produire.

Trois partis me restent à prendre au milieu de cette divergence d'opinions : je peux, ou choisir entre elles, ou formuler une nouvelle théorie, ou rester dans le doute comme la plupart des médecins.

Je ne peux adopter aucune de ces théories, parce qu'elles ne me satisfont pas complétement, et que je trouve plusieurs faits vrais dans chacune d'elles. Je ferais peut-être plus sagement de m'abstenir; mais, comme je suis forcé de donner une réponse à la question, je vais rechercher ce qu'il peut y avoir de vrai dans ces différentes théories, et exposer quelques principes qui en faciliteront la solution.

1° Le sang, circulant dans les veines par un filet uniforme, et dans les artères par un filet saccadé, arrive dans le cœur par un jet continu, et en sort par un jet intermittent.

2° le sang, passant sans obstacle des oreillettes dans les ventricules, et ceux-ci étant dans une position plus déclive, ne peut s'accumuler dans les oreillettes que lorsque le ventricule est plein ou contracté.

3° Le sang, passant sans obstacle des ventricules dans les artères, et étant retenu dans celles-ci par les valvules sygmoïdes, ne peut refluer des artères dans les ventricules, et ceux-ci doivent rester vides après leur contraction.

4° Les ventricules ayant des fibres très-développées se contractent avec force, et les oreillettes n'en ayant que de très-minces ne se contractent qu'avec peu d'énergie, et peut-être dans les appendices seulement, les autres parties de l'oreillette revenant sur elles-mêmes par le simple effet de l'élasticité.

5° Le bruit fort ou premier bruit coïncide avec la systole des ventricules, ce qui est généralement admis indépendamment de toute explication. Le second coïncide avec leur dilatation et avec la contraction, sinon des oreillettes, au moins de leurs appendices.

6° Le cœur n'a pas de repos dans ses mouvements, quoiqu'il y ait une intermittence dans la production des sons.

7° Le cœur est un organe creux, et par conséquent tous les sons qui y sont produits doivent se transmettre également par tous les points de sa circonférence, comme ceux d'une flûte, d'un violon, d'une cloche, etc., dans quelque point qu'ils se produisent.

8° Quand un corps producteur d'un son touche par une de ses parties un autre corps sur lequel on a l'oreille appliquée, le son semble se produire dans le point où le corps producteur du son touche ce corps; c'est pourquoi les bruits du cœur semblent tantôt supérieurs, tantôt inférieurs, suivant que la base ou la pointe du cœur touchent le sternum.

9° Si plusieurs causes productrices de sons s'exercent dans un petit espace, d'une manière simultanée, ou si plusieurs sons se produisent dans un grand espace, mais dont tous les points soient également éloignés de l'auditeur, on n'entend qu'un son; tandis qu'on entend plusieurs sons, quoique simultanés, s'ils se passent à des distances inégales de l'auditeur.

10° Tous les liquides ont une tension de vapeur, même au-dessous de 0°; par conséquent le sérum du sang doit donner, à + 36° c., une vapeur capable d'occuper un certain espace quand le vide tend à se faire dans le cœur.

11° Les liquides qui circulent dans un espace dont ils ne remplissent pas complétement la capacité produisent un certain bruit: s'ils remplissent la capacité, leur circulation est aphone.

12° Les membranes relâchées qui se tendent subitement peuvent produire un bruit plus ou moins fort.

13° Un corps qui en frappe un autre peut toujours produire un certain bruit, mais peu intense, quand cette percussion est exercée par un corps mou.

14° L'intensité d'un son est augmentée si l'on appuie le corps producteur sur les parois d'une cavité remplie d'air, comme on le voit pour le diapason, dont le son est renflé quand on l'appuie sur la table d'harmonie d'une basse, d'un violon, d'un piano; ce qui explique pourquoi M. Magendie n'entendait presque plus les bruits du cœur quand il enlevait le sternum.

D'après ces considérations, qui justifient jusqu'à un certain point plusieurs des théories admises par les auteurs, l'on voit qu'il ne peut pas y avoir une cause unique de production de sons dans les bruits du cœur, et je me crois autorisé à admettre la théorie suivante.

Le premier bruit, coïncidant avec la contraction des ventricules, est dû 1° à la contraction musculaire des ventricules droit et gauche; 2° au choc du sang des ventricules contre la colonne de sang de l'aorte et de l'artère pulmonaire, par l'intermédiaire des valvules sygmoïdes, peut-être une petite portion de vapeur existant entre ces deux sangs; 3° à la collision des molécules du sang; 4° au contact de la pointe du cœur contre les parois du thorax; 5° à la distension subite des valvules tricuspide et mitrale et au choc du sang contre ces valvules.

Le deuxième bruit, coïncidant avec la dilatation des ventricules et la contraction des oreillettes, est dû 1° à la collision et au choc du sang sur les parois du ventricule vide et dilaté; 2° au choc de la base du cœur contre le sternum; 3° à la tension des valvules sygmoïdes et au choc du sang artériel sur ces valvules, produisant l'effet d'un marteau d'eau; 4° à la contraction des appendices des oreillettes.

Ces bruits, étant simultanés et circonscrits dans un petit espace, ne produisent qu'un son qui paraît plus haut ou plus bas, suivant que c'est la base ou la pointe du cœur qui touchent le sternum.

Si le second bruit est très-court ou suivi d'un repos, c'est parce que le jet du sang dans le ventricule par l'appendice de l'oreillette ne pouvant pas remplir d'abord tout le cœur, le repos coïncide avec le moment où le sang arrive par un jet continu, et sans bruit, des veines dans les ventricules pour finir de les remplir.

Les bruits anormaux du cœur peuvent tenir à une affection organique des valvules ou à leur insuffisance s'ils sont constants. C'est ainsi que le bruit de râpe, qui coïncide avec le premier bruit du cœur, peut tenir ou à une altération des valvules sygmoïdes, telles qu'ossification, végétation, rugosités, etc., ou à une insuffisance des valvules tricuspide ou mitrale; et, quand il coïncide avec le second bruit, on doit l'attribuer à une ossification des valvules mitrales ou tricuspide, ou à une insuffisance des valvules sygmoïdes.

Quand le bruit n'est pas constant, il est souvent difficile de reconnaître la cause de ce bruit. Ainsi, le bruit de souffle existe quelquefois sans qu'on puisse l'attribuer à aucune cause organique.

Le bruit de cuir neuf, signalé par M. Colin, est dû au frottement du cœur contre le péricarde : ces deux organes ayant perdu leur état lisse et offrant des saillies plus ou moins analogues avec la membrane interne du second estomac des ruminants.

Dans quelques cas, l'on a entendu un bruit de souffle continu, qui a persisté jusqu'à la mort, sans qu'on ait rencontré sur le cadavre d'autre altération qu'un défaut de rapport entre les cavités du cœur et leurs orifices, soit que les premières fussent dilatées ou que les seconds fussent rétrécis.

Il est certains états du sang, soit qu'il devienne trop plastique, comme dans la pléthore, soit qu'il devienne trop aqueux comme dans la chlorose, dans lesquels on entend un bruit de souffle, qui cesse avec la modification du sang; mais c'est principalement dans les artères carotides que ce bruit se manifeste.

II.

Quels sont les causes et le traitement de la lymphite; cette maladie est-elle fréquente; où l'observe-t-on?

La lymphite est une affection dont les caractères sont encore obscurs, malgré les travaux de MM. Allard et Velpeau, qui cependant ont jeté un certain jour sur cette maladie. Il est quelques cas très-tranchés de cette inflammation, dans lesquels les vaisseaux lymphatiques durs, comme noueux, forment un cordon inégal, douloureux, suivant le trajet connu de ces vaisseaux, couverts de plaques rouges ou rosées, rubanées, irrégulières, accompagnés de gonflement douloureux des ganglions de l'aine: cette inflammation précédée ou accompagnée d'une plaie, d'un ulcère, dans une portion inférieure du membre, desquels part le cordon saillant, coïncidant avec des symptômes fébriles assez intenses, marqués par l'élévation du pouls avec sécheresse de la langue, des frissons irréguliers. Ces frissons, précédés de plaques dures qui se sont développées dans le tissu cellulaire sous-cutané, auxquelles succèdent de petits abcès.

Dans ces cas, dis-je, tout doute cesse bientôt, et le diagnostic est facilement établi.

Mais si l'inflammation occupe les lymphatiques profonds, si l'affection qui y a donné lieu ne se montre pas à l'extérieur, si les ganglions sont à l'état normal, s'il n'existe pas de mouvement fébrile ou qu'il soit peu intense, s'il n'existe ni rougeur à l'extérieur ni empâtament, non-seulement le diagnostic est difficile, mais la maladie est le plus souvent méconnue.

La lymphite peut exister à l'état aigu ou à l'état chronique, attaquer les vaisseaux superficiels ou profonds, n'atteindre que les vaisseaux ou les ganglions, ou ces deux espèces d'organes à la fois.

L'inflammation des vaisseaux atteint de préférence les membres, et notamment les inférieurs. L'inflammation des ganglions atteint l'aine, le cou, l'aisselle et les régions sous-maxillaire et mésentérique.

Sa durée peut varier de huit à vingt, trente ou quarante jours, quelquefois plus à l'état aigu; elle peut durer des années, et même toute la vie à l'état chronique, comme on l'observe chez les enfants scrofuleux et chez les malades atteints d'éléphantiasis, soit des membres, soit du scrotum.

Elle se termine par résolution quand elle est légère et qu'on applique un traitement convenable ou par suppuration, ce qui est le plus fréquent, ou par induration; rarement par gangrène, si ce n'est dans quelques cas de *phlegmasia-alba-dolens;* elle se termine aussi quelquefois par la mort, avec tous les symptômes des fièvres dites *ataxiques.*

Le traitement a peu de prise sur cette affection si elle est intense et à une période avancée. L'on obtient au début quelque amélioration par les saignées; les sangsues réussissent moins bien que dans la phlébite, avec laquelle il est quelquefois facile de la confondre; les frictions mercurielles ont réussi assez bien à M. Velpeau, à la dose d'un à six gros dans les vingt-quatre heures; les vésicatoires peuvent être utiles pour circonscrire le foyer de suppuration; le bistouri doit être employé pour ouvrir les abcès et non pour les prévenir; la compression, les douches d'eau thermales, peuvent être utiles à l'état chronique.

Ses causes sont internes ou traumatiques.

III.

Quelles sont les modifications que subit la peau chez le vieillard?

On pourrait renfermer la réponse à cette question dans cette phrase : *elle se dessèche.* En effet, elle s'amincit, elle devient plus adhérente, elle se ride; les sécrétions folliculeuse, épidermoïde, pileuse, sont altérées dans leur qualité ou leur quantité : de là, blancheur des cheveux, alopécie, cette sécheresse de la peau comme du parchemin, ces élevures de l'épiderme, ces maladies cutanées, ces ulcères chroniques suppléloires, etc.

IV.

Sur quelles parties du corps doit-on placer les sinapismes?

Je pourrais répondre d'une manière absolue : *sur toute la périphérie cutanée;* mais je croirais n'avoir saisi qu'un côté de la question si je n'ajoutais que le siége des sinapismes doit varier suivant l'indication qu'on se propose de remplir.

Dans les inflammations et congestions cérébrales, c'est aux extrémités inférieures qu'on les applique, et la partie où ils semblent agir avec plus d'activité est la face dorsale du pied et les mollets.

Dans les aménorrhées, on les applique au haut des cuisses ou sur la vulve.

Dans les métrorrhagies, sur les membres supérieurs et sur les mamelles.

Mais on peut les appliquer *loco dolenti* dans quelques cas de douleurs rhumatismales, commençant : dans le *torticolis*, la *pleurodynie*.

Dans ces cas, ils agissent avec efficacité; mais il faut les laisser d'une à deux heures, si le malade a le courage de les supporter.

Dans certains cas de dyspnée, on les applique avec avantage sur les parois du thorax.

Je ne finirai pas cet article sans rappeler que l'on ne doit faire les sinapismes qu'avec la farine de moutarde et de l'eau tiède ou froide, parce que les acides, tels que le vinaigre et l'eau bouillante, les rendent beaucoup moins actifs, en décomposant une huile volatile, âcre, qui leur donne toutes leurs propriétés.

(N° 1).

TABLEAU DES SOURCES.

Localités	Nomb. de sources	SOURCES.	TEMPÉRATURE. Deg.	TEMPÉRATURE. Prise	Température de l'air.	Mois et jours.	Année.	TEMPÉRATURE. Deg.	TEMPÉRATURE. Prise	Température de l'air.	Mois et jours.	Année.
SOURCES SULFUREUSES.												
			0 c.					0 c.				
Place du Breil.	25	Les Canons.	75,70	A la cannelle.				75,62	Par Pilhes.			
		Les Rossignols.	74,50	A la source.				76,2?	Par Pilhes.			
Ax, Colombret.		La source de l'Etuve	65, »	A la source.				70, »	Par Pilhes.			
		Bains forts.	55,50	Au robinet.				48,75	Par Pilhes.			
		Source N° 4.	56,75	Au robinet.				37,05	Par Pilhes.			
Bains sicre.		Source Foutao.	50,50	A la source.	10° c.	11 octob.	1835	»	»	»	»	1837
		Source N° 7.	32,30	Au robinet.				»	»			
Bains du Teich.		Pyramides.	62,50	A la source.				»	»			
		Source de l'Etuve.	70,50	A la source.				70, »	»			
		Grotte supérieure.	60,60	A la source.								
		Grotte inférieure.	55, »	Au robin. N° 17				47, »	A la source.			
		Richard ancienne.	47, »	Rob. de la cour.				56,50	Au réservoir.			
		Reine ancienne.	41,20	A la source.				64,50	Rob. de la cour			
Bagnères de Luchon.	12	Souléret grand puits	35, »	Au puits.	26° c.	27 juillet	1835	Disp.	»			
		Soulérat petit puits.	32,50	Au puits.				30, »	Au puits.			
		Blanche.	28,20	A la source.				32,40	Au puits.			
		Froide.	18, »	A la source.				Disp.	»	»	5 octob.	1837
		Bains Ferras.	35, »	A la source.				17, »	A la source.			
		Reine nouvelle.	51,50	A la source.				»	»			
		Richard nouvelle.	38,50	A la source.	17° c.	7 octob.	1836	53, »	A la source.			
		Etuve.	»					38,50	A la source.			
		Soulerat froide.	»	Au réservoir.				»	»			
Cadéac.	5	Sources du bain.	12à15	A la source.	18° c.	16 sept.	1837	»	»			
Tripp.	2	Tripp.	16, »	A la source.		17 sept.	1837	»	»			
Labassère.	1	Labassère.	13, »	A la source.		octob.	1836	»	»			
		Grande douche.	44,75	Au robinet.				44,75	Au robinet.			
		Bains de l'entrée.	40,30	Au robinet.				40,40	Au robinet.			
		Source nouvelle.	37,15	Au robinet.				38,50	Au robinet.			
		Polard.	37,30	Au robinet.				38,35	Au robinet.			
Barèges.	7	Bain du fond.	38, »	Au robinet.	16° c.	15 sept.	1835	6,60	Au robinet.	18° c.	17 sept	1837
		Lamieux.	34,30	Au robinet.				35, »	Au robinet.			
		La Chapelle.	31,80	Au robinet.				31,75	Au robinet.			
		Piscine militaire.	38,50	Au robinet.				36,50	Au robinet.			
		Son atmosphère.	30,52					30, »	Au robinet.			
		Danelle.	34,50	Au robinet.				34,50	Au robinet.			
St-Sauveur	1	Bains N° 2.	34,35	Au robinet.	12° c.	18 sept.	1835	34,50	Au robinet.	17° c.	18 sept.	1837
		Bains N° 1.	33,80	Au robinet.				33,70	Au robinet.			
		Les Œufs.	c. p. l. gaz					»	»			
		César.	48,05	Au robinet.				»	»			
		Les Espagnols.	45,25	A la buvette.				»	»			
		Mahourat.	50,65	A la source.				»	»			
		Le Pré.	47,15	A la buvette.				50, »	A la source.		29 sept.	1837
		Pause neuf.	45,60	A la douche.				»	»			
Cauterets.	13	Pause vieux.	45, »	A la source.	15° c.	21 sept.	1835	»	»	»	»	»
		Bruzaud.	45,70	A la source.				»	»			
		Bruzaud.	37,40	A la buvette.				»	»			
		Le Bois.	42,45	A la douche.				»	»			
		Petit St-Sauveur.	33, »	Au robinet.				»	»			
		Rieumiset.	25,25	Au robinet.				»	»			
		La Raillère.	39,25	Au réservoir.				39, »	A la buvette.		19 sept.	1837
			0 c.					0 c.				
Eaux-Bonnes.	4	Source vieille.	33,35	A la buvette.	»	3 octob.	1836	33,32	A la buvette.	»	22 sept.	1837
		Source du bois.	12,80	A la buvette.				13, »	A la buvette.			
		Le Clot.	6,15	A la buvette.				36, »	A la buvette.			
		Le Rey.	33,65	Au robinet.				34, »	A la source.			
Eaux Chaudes.	6	Larquirette.	32, »	A la buvette.	»	29 sept.	1835	32,60	A la buvette.	»	22 sept.	1837
		Baudot.	27,25	A la buvette.				27,10	A la buvette.			
		Lerrisec.	25,10	A la buvette.				25,10	A la buvette.			
		Mainvieille.	»	»				11,25	A la buvette.			
Cambo.	1	Source sulfureuse.	22,60	P. M. Salaignac	»	»	»	»	»	»	»	»
Lés (v. d'Ar)	5	Source sulfureuse.	25,10	A la source.	»	»	1835	30,25	A la source.	19° c.	17 octob.	1836
SOURCES FERRUGINEUSES.												
Tarascon.	1	Ste-Quitterie.	14,26	A la source.	11° c.	22 sept.	1836	»	»	»	»	»
Lés (v. d'Ar)	3	Sourc. ferrugineuses	»	»	»	»	»	»	»	»	»	»
Ganties.	2	Près du lac.	»	»	»	»	»	»	»	»	»	»
		De la cabane.	»	»	»	»	»	»	»	»	»	»
Artigues,		Source ferrugineuse	»	»	»	»	»	»	»	»	»	»
Fos.		Hounteraoudo.	»	»	»	»	»	»	»	»	»	»
Loures.		Source du chemin.	»	»	»	»	»	»	»	»	»	»
Siradan.		Près Sarrieux.	»	»	»	»	»	»	»	»	»	»
Bagnères de Bigorre.	2	D'Angoulême	10, »	A la source.	»	octob.	1836	15,20	A la source.	14° c.	26 sept	1837
		Carrère.	»	»	»	»	»	»	»	»	»	»
Eaux-Bonn.		Du ravin.	»	»	»	»	»	»	»	»	»	»
SOURCES SALINES.												
		N° 3, 12, 16.	35,50	A la baignoire.								
Ussat.	6	N° 4, 5, 10, 13, 14.	34,28	A la baignoire.	»	24 sept.	1836	»	»	»	»	»
		N° 11, 17, 18, 14, 15	33,70	A la baignoire.								
		N° 6, 7, 8, 20.	31,20	A la baignoire.								
Audinac.	2	Puits.	21, »	A la source.								
		Cannelle.	20,25	A la cannelle.	12° c.	29 sept.	1836	»	»	»	»	»
Ganties.	2	Chaton.	»	»	»	»	»	»	»	»	»	»
		Lac.	»	»	»	»	»	»	»	»	»	»
Labarthe.	2	Thébé.	»	»	»	»	»	»	»	»	»	»
Loures, Barbazan.		Du jardin,	15.	»	6° c.	octob.	1837	»	»	»	»	»
		Puits.	»	»	»	»	»	»	»	»	»	»
Ste-Marie.	3	Bain.	»	»	»	»	»	»	»	»	»	»
		Buvette.	»	»	»	»	»	»	»	»	»	»
Cap Vern.	2	Source du bain.	23,25	A la cascade.	»	»	1836	»	»	»	»	»
		Salies.	51,80	A la source.				51,10	A la source.			
		Cazaux.	»	»				51,30	A la pompe.			
		Dauphin.	50, »	A la source.				48,30	A la source.			
		Reine.	46,60	A la source.				46,50	A la source.			
		Foulon.	35,30	Au robinet.				34,50	Au bain.			
Bagnères de Bigorre.	28	Les Yeux.	33,20	Au robinet.	2° c.	30 octob.	1836	32, »	Au robinet.	14° c.	26 sept.	1837
		Salut N° 1,	33,70	Au robinet.				32,80	Au robinet.			
		Grand Pré N° 1.	»	»				34,15	Au robinet.			
		Versailles N° 1.	»	»				34,30	Au robinet.			
		Petit-Prieur N° 2.	»	»				38,35	Au robinet.			
		Frascati.	»	»				38,60	Au robinet.			
SOURCES SALÉES.												
Salies.	»	Puits salé.	»	»	»	»	»	»	»	»	»	»

(N° 2). **TABLEAU** *des sources sulfureuses des Pyrénées, rangées d'après la quantité du principe sulfureux évalué pour un litre d'eau.*

NUMÉR.	LOCALITÉS.	SOURCES.	SOUFRE.	Sulfure de sodium.	TEMPÉRAT.	AUTEURS.
			gr.	gr.		
1	Luchon.	Grotte supér.	0,0244	0,0601	60,50	Fontan.
2	Luchon.	Grotte inférieure	0,0206	0,0506	55, »	id.
3	Luchon.	Richard, anc.	0,0205	0,0505	54, »	id.
4	Luchon.	Reine.	0,0173	0,0423	52,10	id.
5	Labassère.	Griffon.	0,0186	0,0455	12, »	id.
6	Barèges.	Grande douche.	0,0157	0,0384	44,60	id.
7	Luchon, bains Soulerat.	Grand puits.	0,0148	0,0364	34. »	id.
8	Barèges.	Bains de l'entrée	0,0089	0,0218	40,80	id.
9	Cauterets.	Les Espagnols.	0,0084	0,0205	45.25	id.
10	Luchon.	Richard, nouv.	0,0082	0,0202	28,50	id.
11	Saint-Sauveur.	Douche.	0,0081	0,0200	34.55	id.
12	Eaux-Bonnes.	Source vieille.	0,0081	0.0200	33,35	id.
12 bis.	Vernet.	Source N° 1.	0,0081	0,0199	52,50	Anglada.
13	Cauterets.	Cesar.	0,0078	0,0192	48,05	Fontan.
14	Barèges.	Polard.	0,0071	0,0173	37,45	id.
15	Cauterets.	Pause neuf.	0,0066	0,0162	43,70	id.
16	Cauterets.	Pause vieux.	0,0064	0,0157	45, »	id.
17	Ax, bains du Breil.	Fontan.	0,0062	0,0152	59.50	id.
18	Lès.	Source du Pré.	0,0062	0,0152	19,50	id.
19	Cauterets.	Laraillère.	0,0059	0,0144	39,25	id.
19 bis.	Molitch.	Source N° 1.	0,0059	0,0144	37,75	Anglada.
20	Ax, pl. du Breil.	Les Canons.	0,0054	0,0132	75,50	Fontan.
20 bis.	Arles.	Source N° 1.	0,0054	0,0132	61,25	Anglada.
21	Ax.	Source de l'étuve	0,0046	0,0114	70,50	Fontan.
21 bis.	Escalacdras.	Grande source.	0,0045	0,0112	42,50	Anglada.
22	Ax.	S. Pyramide.	0,0044	0,0109	60, »	Fontan.
23	Cauterets.	Bain du Pré.	0,0042	0,0103	47,15	id.
24	Lès.	Source chaude.	0,0036	0,0089	30,25	id.
24 bis.	Vinça.	Source N° 1.	0,0035	0,0086	23,50	Anglada.
25	Cauterets.	Le Bois.	0.0033	0,0081	42,45	Fontan.
26	Ax.	Source de l'étuve.	0,0032	0,0080	66, »	id.
27	Eaux chaudes.	Rey.	0,0024	0,0060	33,65	id.
28	Eaux chaudes.	Le Clot.	0,0022	0,0054	36,15	id.
29	Eaux chaudes.	L'Esquirette.	0,0021	0,0053	32,60	id.
30	Eaux chaudes.	L'Arressec.	0,0021	0,0052	25,10	id.
30 bis.	Lapreste.	Source N° 1.	0,0017	0,0042	44, »	Anglada.
31	Eaux chaudes.	Mainvieille.	0,0011	0,0029	11,25	Fontan.
32	Luchon, bains Soulerat	Petit puits.	0,0006	0,0013	32,50	id.

TABLEAU *de la quantité de sulfure de sodium, par* M. Longchamp.

La grotte. inf. (Luchon).	0,0868	Pause (Cauterets).	0,0303	Manhourat (Cauterets).	0,0124
Richard (id.)	0,0720	Bain du fond (Barèges).	0,0276	Petit St-Sauveur (id.)	0,0121
La grotte supérieure (id.)	0,0717	Polard (id.)	0,0270	L'Esquirette (eaux ch.)	0,0090
La Reine (id.)	0,0631	Saint-Sauveur.	0,0253	L'Arressecq (id.)	0,0090
La gr. douche (Barèges).	0,0498	La Buvette (Eaux-Bonn.)	0,0251	Baudot (id.)	0,0086
La Buvette (id.)	0,0421	La Douche (id.)	0,0251	Lellot (id.)	0,0063
Bain de l'entrée (id.)	0,0393	Source temp. (Barèges).	0,0245	Le Rey (id.)	0,0063
Brusant (Cauterets).	0,0385	La Raillère (Cauterets).	0.0194	Source blanche (Luchon)	0.0023
Les Espagnols (id.)	0,0334	Le Pré (id.)	0,0159	Mainvieille (eaux chaud.)	0,0007
Gesar (id.)	0,0303	Le Bois (id.)	0,0140		

(N° 5).

TABLEAU COMPARATIF

du principe sulfureux des principales sources des Pyrénées qui est en rapport direct avec la hauteur des montagnes primitives en face desquelles les sources sont situées, et en rapport inverse de leur distance du centre de la chaîne.

MÉDITERRANÉE.

Source	Quantité	Montagne
Vinça, source N° 1, sulfure de sodium	0gr,0086.	
Arles, source N° 1, sulfure de sodium	0gr,0132.	
Vernet, source N° 1, sulfure de sodium	0gr,0199.	Canigou 1430.
Lapreste, source N° 1, sulfure de sodium	0gr,0042.	
Escaldas, grande source, sulfure de sodium	0gr,0112.	
Ax, bains du Breil, source Fontan, sulfure de sodium	0gr,0152.	Pic Pedron 1490.
Lès (val d'Aran), source du Pré, sulfure de sodium	0gr,0152.	
Bagnères-de-Luchon, grotte supérieure, sulfure de sodium	0gr,0601.	Maladetta 1787.
Cadéac, source du bain, rive gauche, très sulfureuse.		
Barèges, grande douche, sulfure de sodium	0gr,0384.	Neouvieille 1616.
St-Sauveur, douc. et bains, Nos 9 et 10, sulf. de sod.	0gr,0200.	
Cauterets les Espagnols (au village), sulfure de sodium	0gr,0205.	Vignemale 1721.
Eaux-Bonnes, source vieille, Buv. sulfure de sod.	0gr,0200.	
Eaux chaudes le Rey, sulfure de sodium	0gr,0060.	

OCÉAN.

EXPLICATION DES FIGURES.

A. *Substances des eaux sulfureuses.*

Fig. 1. *aa* Tubes de substance gélatineuse pendus au plafond de la galerie Richard nouvelle, à Bagnères-de-Luchon (grandeur naturelle).

bb Gouttes d'eau qui tombent de l'intérieur du tube (grandeur naturelle).

c Goutte d'eau qui coule par la surface du tube (grand. nat.).

Fig. 2. Sulfuraire en forme de houppes.

a Centre de substance gélatineuse.

b Filaments rayonnants de la sulfuraire.

Fig. 3. Sulfuraire radiée (grand. nat.).

a *Id.* vue de face.

bb *Id.* vue de profil.

Fig. 4. *Id.* grossie vingt fois.

a *Id.* vue de face.

b *Id.* vue de profil.

c Centre gélatineux en forme de pepins de pomme attaché par sa plus petite extrémité.

d Filaments de la sulfuraire en forme de rayons.

e Filaments de sulfuraire en forme de peluche attachés à la même pierre.

Fig. 5. Sulfuraire péniforme (grand. nat.).

aa Centre gélatineux qui forme la côte de la plume.

bb Filaments de sulfuraire qui forment les barbes de la plume.

Fig. 6. Sulfuraire en forme de peluche.

a Sulfuraire reposant sur un caillou arrondi (grand. nat.).

b Sulfuraire reposant sur un schiste.

c Substance gélatineuse à laquelle adhère la sulfuraire (grand. natur.).

Fig. 7. Sulfuraire en forme de crinière.

aa Filaments de la sulfuraire de plusieurs centimètres de longueur (grand. nat.).

bb Substance gélatineuse à laquelle adhère la sulfuraire.

Fig. 8. Filaments de la sulfuraire observés au microscope (grossis trois cents fois environ).

a Substance gélatineuse à laquelle ils adhèrent (grossis trois cents fois).

Fig. 9. Filaments de la sulfuraire (grossis six cents fois).

aaa Tube vide de globules.

bbb Portion de tube plein de globules.

ccc Globules hors du tube répandus çà et là.

Fig. 10. Filaments de sulfuraire à l'état naissant (grossis trois cents fois).

Fig. 11. La même (grossie six cents fois).

a Groupe de globules dans la substance gélatineuse, d'où partent les filaments *bb*.

Fig. 12. La même dans un âge plus avancé, grossie six cents fois, *a e bb*, comme dans la fig. précédente.

B. *Substances des sources salines.*

Fig. 13. Zygnema (grand. nat.).

a Filaments comme soyeux de cette conferve, ayant plusieurs décimètres de long.

b Morceau de bois auquel la plante est attachée.

Fig. 14. Zygnema genuflexum trouvé dans le bassin de refroidissement de l'établissement de Bellevue à Bagnères-de-Bigorre dans une eau de 15 à 20° centigrades (grossi trois cents fois).

aa Les tubes dans leur position naturelle.

bb Les mêmes en état de conjonction.

c Point de conjonction.

dd Grains restants dans leur tube.

Fig. 15. Fragilaire uniponctuée, trouvée dans les eaux d'Audinat (grossie trois cents fois).

aa Articles qui sont encore soudés.

bb Articles qui ne tiennent plus que par leurs angles.

Fig. 16. Navicule trouvée dans les eaux d'Audinat (grossie trois cents fois).

Fig. 17. Zygnema quininum trouvé dans une petite source saline d'un jardin à Loures (grossie trois cents fois).

aa Tubes entiers avec leurs grains rangés en spirale.

bb Les mêmes tubes en état de conjonction.

cc Point de conjonction.

dd Loges des tubes vides de leurs graines.

ee Loges des tubes renfermant leurs propres graines et celles des loges vides agglomérées ensemble

Fig. 18. Touffes de bangia et de scytonema, ayant l'aspect d'éponges fines, trouvées dans le plus grand bassin de réfrigération derrière le jardin de l'établissement de Bellevue, dans une eau à 43° centigrades.

Fig. 19. L'oscillaire noire (grossie trois cents fois).

Fig. 20. Oscillaire majeure trouvée dans le petit canal de conduite des eaux dans le jardin de Bellevue à la température de 44° (grossie trois cents fois).

Fig. 21. Poche vide et ridée d'anabaine, trouvée dans le grand puits d'Audinat à la température de (grand. nat.).

Fig. 22. Filaments de l'anabaine, vus au microscope (grossis six cents fois).

Fig. 23. Fragilaire trouvée avec l'oscillaire majeure à Bigorre.

C. *Substances des eaux salées.*

Fig. 24. Scytosiphon fusiforme trouvé dans le puits salé de Salies, près Saint-Martony (grand. nat.).

a Filaments pouvant acquérir plusieurs centimètres de longueur.

b Morceaux de bois auxquels ils adhèrent.

Fig. 25. Le même (grossi douze à dix-huit fois.)

aaaa Tube laissant apercevoir une substance verte rangée par petites plaques en série linéaire.

b Morceau de bois auxquels les tubes adhèrent.

cc Petites houppes filamenteuses qui ont la forme de petits grains d'avoine, et sur lesquels on remarque de petites plaques vertes, ce qui me fait penser que ce sont de jeunes individus groupés sur une agglomération de séminules du scytosiphon et non des ecchynelles, comme leur arrangement pourrait le faire supposer.

Fig. 26. Un fragment d'un tube de scytosiphon grossi trois cents fois. On y voit très bien la forme et l'arrangement des petites plaques vertes quadrilatères rangées comme en quinconces, et donnant à ce tube l'aspect d'une peau de serpent.

Fig. 27. Le même, dont la plupart des plaques vertes sont tombées et laissent voir un tube transparent sillonné de petites veines brunes qui lui donnent de la ressemblance avec un petit grillage de fil de fer ou avec une aile de demoiselle.

Fig. 28. Un fragment de tube de la même substance supportant un groupe de jeunes individus (grossi trois cents fois).

a Fragment du tube déprimé dans un point.

b Agglomération de séminules formant une plaque brunâtre dans le point de la dépression du tube.

c Réunion de jeunes individus de scytosiphon grossis trois cents fois, et représentés déjà à la lettre *c* de la fig. 25.

Ces petits individus, qui ont assez l'apparence d'ecchynelles ou de bascillaires, s'en distinguent par leur forme naviculaire, par leur couleur verdâtre et par la double rangée de petites plaques vertes qu'on trouve surtout à la longueur du tube et à sa surface externe, comme dans les individus plus développés.

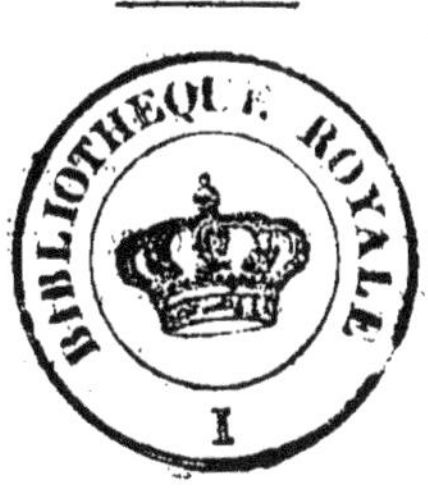

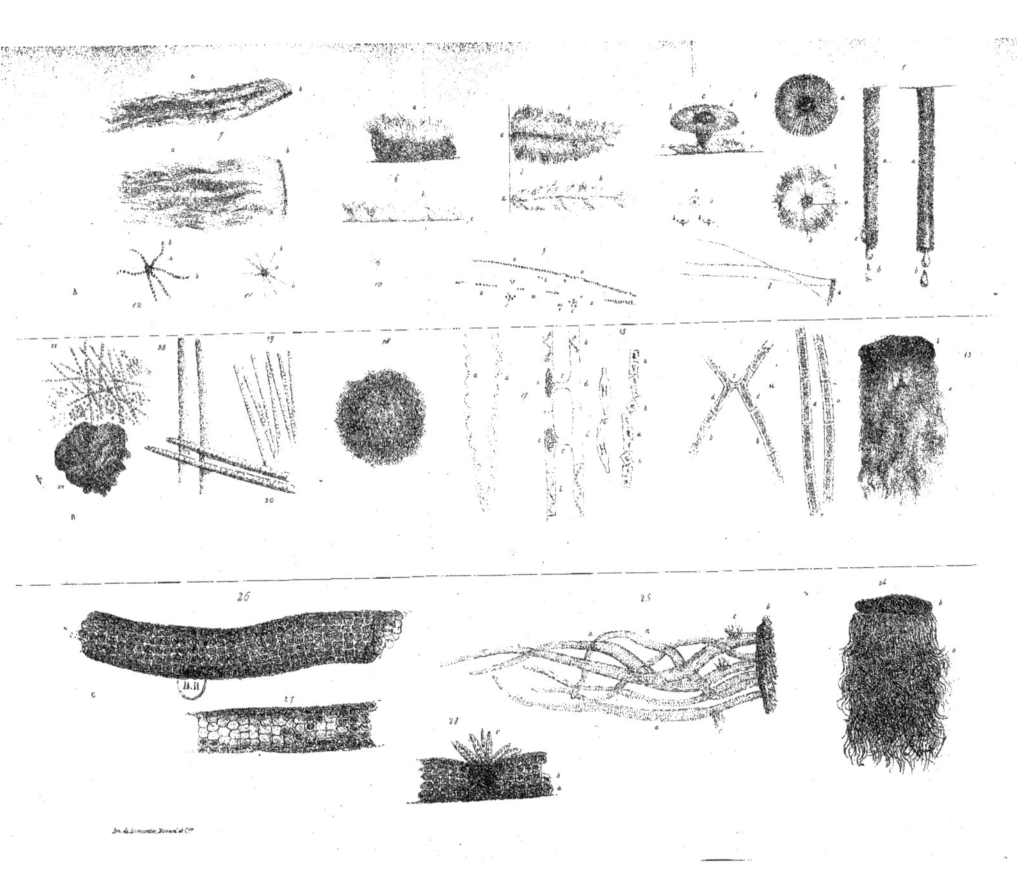

www.ingramcontent.com/pod-product-compliance
Ingram Content Group UK Ltd.
Pitfield, Milton Keynes, MK11 3LW, UK
UKHW020224220726
13923UKWH00002B/510